医疗行为监管系统的建设与管理

罗爱静　刘杰荣　陈敏莲　编著

世界图书出版公司
广州·上海·西安·北京

图书在版编目 (CIP) 数据

医疗行为监管系统的建设与管理 / 罗爱静，刘杰荣，陈敏莲编著 . —广州 : 世界图书出版广东有限公司，2016.6（2025.1重印）
ISBN 978-7-5192-1575-0

Ⅰ . ①医… Ⅱ . ①罗… ②刘… ③陈… Ⅲ . ①医药卫生管理—管理信息系统—研究 Ⅳ . ① R194-39

中国版本图书馆 CIP 数据核字 (2016) 第 143265 号

医疗行为监管系统的建设与管理

策划编辑：李　平
责任编辑：曾跃香
责任技编：刘上锦
封面设计：周文娜
出版发行：世界图书出版广东有限公司
地　　址：广州市新港西路大江冲 25 号
电　　话：020-84460408
印　　刷：悦读天下（山东）印务有限公司
规　　格：787mm × 1092mm　1/16
印　　张：13.125
字　　数：200 千
版　　次：2016 年 6 月第 1 版
印　　次：2025 年 1 月第 2 次印刷
ISBN　978-7-5192-1575-0
定　　价：58.00 元

丛书前言

卫生计生信息化是一种发展迅猛、影响深远的技术。它不仅正在促进医改政策的落地、推动卫生和人口事业健康可持续发展，而且更重要的是，它正在重组人口和卫生服务要素，重塑卫生服务业态，改变全民健康面貌。信息技术的普及应用是提升服务水平、创新服务模式、健康管理工作机制的重要手段，对于促进人人享有基本医疗服务目标的实现具有重要的战略意义和现实意义。

然而，在举国上下实现卫生信息化管理的同时，由于认识和相关知识的差距，导致执行者在运行信息化管理系统时遇到诸多困惑和困难，针对卫生信息系统建设和管理中存在的问题,特组织相关专家编写“卫生计生信息系统研究”丛书，包括《基层医疗卫生信息系统的建设与管理》《医疗行为监管系统的建设与管理》《妇幼保健信息系统的建设与管理》《城乡居民医保信息系统的建设与管理》《血液综合管理信息系统的建设与管理》《突发事件公共卫生应急指挥系统的建设与管理》《卫生监督信息系统的建设与管理》《省级疾病控制云平台的建设与管理》《医院信息安全的建设与管理》《人口健康信息平台的建设与管理》《计划生育信息系统建设与管理》等。

丛书全面地介绍了卫生信息化建设与管理的前沿信息，旨在给医院信息化使用者、管理者提供更多、更新、更快的信息，加快实现医疗卫生、运营管理、运筹决策的方便、快捷、准确、共享，从而以信息化推进医疗服务、公共卫生服务、卫生计生管理的科学化、标准化、规范化。

本书编写过程中得到了湖南省卫生计生委有关领导和专家的大力支持和指导，在此，谨表谢忱。同时，本书的编写参阅了大量的国内外文献，但在参考文献中没有一一注明，谨向文献的作者、编者表示深深的歉意和感谢。

本书编写时间仓促，编者水平有限，书中可能存在疵漏，敬请专家和读者赐教。

编　者

序

2010年国家启动了“公立医院改革国家联系试点城市医院管理信息系统建设”的项目，项目中要求医疗机构建设一套科学、精细、专业化的医疗行为管理系统，实现医疗行为的全过程、动态监管。2015年国家卫生计生委等部委下发了《关于加强公立医疗卫生机构绩效评价的指导意见》，意见鼓励建立完善公立医疗卫生机构综合管理信息平台，加强大数据处理技术、统计分析技术、互联网技术等现代信息技术在医疗绩效评价中的应用，建立完善绩效评价分析信息系统，提高绩效评价工作效率。

在第69届世界卫生大会上，李斌主任阐述了在国家整体发展战略中“推进健康中国建设”的重大决策。对于医疗机构来说，如何做好医疗卫生行为监管、加强医疗服务安全质量监管、提升医疗质量安全能力评价等就是“健康中国建设”的具体体现。

由于当前医疗机构本身的复杂性和特殊性，医院医疗行为监管工作缺乏科学、高效的技术手段，医疗行为监管工作长期依靠简单的业务报表，难以对依法准入、规范诊疗、合理用药及医疗费用控制等医疗行为实施全程动态监管和预警分析。同样，对于卫生行政部门来说，当前对医院医疗质量与医疗安全主要依赖于专项检查和事后追查，缺乏系统化、常态化监管机制。

基于“互联网＋医疗健康”的思路，建设医疗行为监管系统将能为医院业务精细化管理、医疗质量保障、服务效率提高、医疗费用合理控制、方便群众就医等方面提供可靠的信息化管理方式；另外它也将为卫生行政部门及时、准确、全面地掌握医疗需求和医疗资源，进一步强化医院医疗质量、医疗安全监管，完善对公立医院绩效考核制度等方面提供有力辅助管理工具。

《医疗行为监管系统的建设与管理》一书，编者结合多年医院信息化建设和医疗行为管理的经验，着眼于医疗行为监管系统的建设与实施，对系统的需求、构架、技术、功能及管理等方面进行了阐述和归纳，并配有详实的系统界面截图作为工作成果展现给读者，具有科学性、可行性和实用性。该书分为概述、需求分析、功能设计、应用模式、系统架构、技术基础、项目管理等章节。希望各位读者能从中获益。

张健

2016 年 6 月

（湖南省卫生和计划生育委员会主任、全国政协委员）

前　言

医疗行为是指医疗机构及其医务人员为患者提供的以治疗疾病为目的的各类诊断与治疗行为，医疗行为必须遵循法律准则、技术规范和伦理道德。医疗行为监管是保障医务人员与患者权益、提高医疗质量的重要手段。

由于当前医疗卫生服务的特殊性和复杂性，传统的医疗行为监管一般采用人工抽查方式，监管工作主要依赖专项检查和事后追查，这样将难以达到及时性、完整性、客观性、规范性等方面的监管要求。

随着“互联网＋医疗健康”不断深入发展，以医疗规则知识库为基础、以信息技术为手段、以医疗过程数据为核心的医疗行为监管系统建设将成为医疗信息化的重要组成部分。本书结合编者多年在医疗信息化、医疗质量管理等方面的经验，从医疗行为管理的政策依据、系统需求、功能设计、应用设计、技术架构、技术基础等方面介绍了医疗行为监管系统的建设过程，并从项目管理角度对项目立项、项目建设和项目运营等方面进行了描述，最后从卫生行政部门的医疗行为监管角度介绍了区域医疗行为监管系统的架构、功能和部署方法。另外本书附录列出了编者撰写的与医疗行为监管相关的应用论文、医疗行为监管涉及的相关规范与标准等内容。

从该系统在医院的建设与应用情况来看，它可以实现医疗行为的全方位、全过程的动态监管与预警，并且达到预期的保障医疗安全、减少医疗差错、提升医疗质量、降低管理成本等应用要求。当然，随着监管范围的不断深入，医疗行为监管还有很多工作需要深入研究。本书可供医院或卫生行政部门的管理人员或者信息主管等作为其医疗信息化建设的参考书籍。

本书在编写过程中，得到了一些医疗机构、社会团体和公司的大力支持，在此一并致以诚挚的感谢！

由于编者水平有限，在编写过程中难免会出现错误和遗漏，恳请读者批评指正。

罗爱静　刘杰荣　陈敏莲

2016 年 6 月

目　录

第一章

概　述

第一节　医疗行为监管系统的内涵

医疗行为是指医疗机构及其医务人员借助其医学知识、专业技术、仪器设备及药物等手段，为患者提供的紧急救治、检查、诊断、治疗、护理、医疗美容以及为此服务的后勤和管理等维护患者生命健康所必需的活动。医疗行为必须遵循医疗规范，医疗规范包括法律规范、技术规范和道德规范。

医疗行为监管系统是运用计算机技术、互联网技术、移动技术、大数据技术，与传统医疗质量管理政策、制度、规范深度融合的应用系统。系统以医疗规则知识库为核心，自动提取各类医疗质量指标和搜寻医疗缺陷，对医疗行为与医疗规范的符合程度和偏离情况进行分析评估及预警，以保障医疗安全、减少医疗差错、提升医疗质量管理水平。

1995 年 5 月 1 日起施行的《中华人民共和国执业医师法》中列出了医师执业行为的 5 项必须履行的义务和 12 项违法行为。要求医师“树立敬业精神，遵守职业道德，履行医师职责，尽职尽责为患者服务”及“遵守法律、法规，遵守技术操作规范”。

1994 年 1 月 1 日起施行的《中华人民共和国护士管理办法》也对护士执业行为提出要求：“护士执业必须遵守职业道德和医疗护理工作的规章制度及技术规范。”

1994 年 9 月 1 日起施行的《医疗机构管理条例》要求“医疗机构执业，

必须遵守有关法律、法规和医疗技术规范”，并要求“卫生行政部门行使对医疗机构的执业活动进行检查指导的监督管理职权”。

2009 年 3 月下发的《中共中央国务院关于深化医药卫生体制改革的意见》提出“强化医疗卫生服务行为和质量监管，完善医疗卫生服务标准和质量评价体系，规范管理制度和工作流程，加快制定统一的疾病诊疗规范，健全医疗卫生服务质量监测网络”，并要求“以医院管理和电子病历为重点，推进医院信息化建设”。

2011 年卫生部下发的《2010 年公立医院改革国家联系试点城市医院管理信息系统建设项目技术方案》要求“通过强化医院医疗行为和质量监管，建立系统化、常态化的医疗行为监管机制，提高公立医院医疗行为管理工作的科学化、精细化、专业化水平，强化卫生行政部门对公立医院医疗行为的全过程、动态监管和预警决策能力”，并提出“建立医院医疗行为管理系统：构建卫生行政部门医疗行为管理系统，实现公立医院医疗行为监管的系统化和常态化，逐步实现对医院医疗行为的全过程、动态监管”，及“构建医院内部医疗行为监管网络系统，加强公立医院自身医疗行为监管能力，提高公立医院医疗服务质量和效率”。

2015 年 5 月国务院办公厅印发的《关于城市公立医院综合改革试点的指导意见》要求“强化卫生计生行政部门（含中医药管理部门）医疗服务监管职能，统一规划、统一准入、统一监管，建立属地化、全行业管理体制”，“依靠大数据支撑，强化对医疗卫生服务的绩效考核和质量监管”。

正是受国家一系列政策和应用需求的推动，医疗行为监管系统的建设与管理工作的重要性和迫切性日益彰显。

第二节 医疗行为监管系统建设的意义

一、医疗行为监管系统建设的政策需求

1. 法律赋予的医疗执业行为

1995 年 5 月 1 日起施行的《中华人民共和国执业医师法》中列出了医师执业行为的 5 项必须履行的义务和 12 项违法行为。

医师执业必须履行的义务为："（一）遵守法律、法规，遵守技术操作规范；（二）树立敬业精神，遵守职业道德，履行医师职责，尽职尽责为患者服务；（三）关心、爱护、尊重患者，保护患者的隐私；（四）努力钻研业务，更新知识，提高专业技术水平；（五）宣传卫生保健知识，对患者进行健康教育。"

医师执业的违法行为是："（一）违反卫生行政规章制度或者技术操作规范，造成严重后果的；（二）由于不负责任延误急危患者的抢救和诊治，造成严重后果的；（三）造成医疗责任事故的；（四）未经亲自诊查、调查，签署诊断、治疗、流行病学等证明文件或者有关出生、死亡等证明文件的；（五）隐匿、伪造或者擅自销毁医学文书及有关资料的；（六）使用未经批准使用的药品、消毒药剂和医疗器械的；（七）不按照规定使用麻醉药品、医疗用毒性药品、精神药品和放射性药品的；（八）未经患者或者其家属同意，对患者进行实验性临床医疗的；（九）泄露患者隐私，造成严重后果的；（十）利用职务之便，索取、非法收受患者财物或者牟取其他不正当利益的；（十一）发生自然灾害、传染病流行、突发重大伤亡事故以及其他严重威胁人民生命健康的紧急情况时，不服从卫生行政部门调遣的；（十二）发生医疗事故或者发现传染病疫情，患者涉嫌伤害事件或者非正常死亡，不按照规定报告的。"

1994 年 1 月 1 日起施行的《中华人民共和国护士管理办法》也对护士执业行为提出了如下要求，即："第二十条 护理员只能在护士的指导下从事临床生活护理工作。第二十一条 护士在执业中应当正确执行医嘱，观察病人的身心状态，对病人进行科学的护理。遇紧急情况应及时通知医生并配合抢救，医生不在场时，护士应当采取力所能及的急救措施。第二十二条 护士有承担预

防保健工作、宣传防病治病知识、进行康复指导、开展健康教育、提供卫生咨询的义务。第二十三条 护士执业必须遵守职业道德和医疗护理工作的规章制度及技术规范。第二十四条 护士在执业中得悉就医者的隐私，不得泄露，但法律另有规定的除外。第二十五条 遇有自然灾害、传染病流行、突发重大伤亡事故及其他严重威胁人群生命健康的紧急情况，护士必须服从卫生行政部门的调遣，参加医疗救护和预防保健工作。”

1994 年 9 月 1 日起施行的《医疗机构管理条例》（中华人民共和国国务院令第 149 号）对医疗机构的执业行为要求为：“第二十四条 任何单位或者个人，未取得《医疗机构执业许可证》，不得开展诊疗活动。第二十五条 医疗机构执业，必须遵守有关法律、法规和医疗技术规范。第二十六条 医疗机构必须将《医疗机构执业许可证》、诊疗科目、诊疗时间和收费标准悬挂于明显处所。第二十七条 医疗机构必须按照核准登记的诊疗科目开展诊疗活动。第二十八条 医疗机构不得使用非卫生技术人员从事医疗卫生技术工作。第二十九条 医疗机构应当加强对医务人员的医德教育。第三十条 医疗机构工作人员上岗工作，必须佩戴载有本人姓名、职务或者职称的标牌。第三十一条 医疗机构对危重病人应当立即抢救。对限于设备或者技术条件不能诊治的病人，应当及时转诊。第三十二条 未经医师（士）亲自诊查病人，医疗机构不得出具疾病诊断书、健康证明书或者死亡证明书等证明文件；未经医师（士）、助产人员亲自接产，医疗机构不得出具出生证明书或者死产报告书。第三十三条 医疗机构施行手术、特殊检查或者特殊治疗时，必须征得患者同意，并应当取得其家属或者关系人同意并签字；无法取得患者意见时，应当取得家属或者关系人同意并签字；无法取得患者意见又无家属或者关系人在场，或者遇到其他特殊情况时，经治医师应当提出医疗处置方案，在取得医疗机构负责人或者被授权负责人员的批准后实施。第三十四条 医疗机构发生医疗事故，按照国家有关规定处理。第三十五条 医疗机构对传染病、精神病、职业病等患者的特殊诊治和处理，应当按照国家有关法律、法规的规定办理。第三十六条 医疗机构必须按照有关药品管理的法律、法规，加强药品管理。第三十七条 医疗机构必须按照人民政府或者物价部门的有关规定收取医疗费用，详列细项，并出具收据。

第三十八条 医疗机构必须承担相应的预防保健工作，承担县级以上人民政府卫生行政部门委托的支援农村、指导基层医疗卫生工作等任务。第三十九条 发生重大灾害、事故、疾病流行或者其他意外情况时，医疗机构及其卫生技术人员必须服从县级以上人民政府卫生行政部门的调遣。”

2002 年 9 月 1 日起施行的《医疗事故处理条例》对医务人员和医疗机构的行为提出了要求，即："第五条 医疗机构及其医务人员在医疗活动中，必须严格遵守医疗卫生管理法律、行政法规、部门规章和诊疗护理规范、常规，恪守医疗服务职业道德。”“第十一条 在医疗活动中，医疗机构及其医务人员应当将患者的病情、医疗措施、医疗风险等如实告知患者，及时解答其咨询；但是，应当避免对患者产生不利后果。”

2. 法律及有关政策法规要求对医疗行为进行监督

《医疗机构管理条例》对医疗机构的监督管理的要求："第四十条 县级以上人民政府卫生行政部门行使下列监督管理职权：（一）负责医疗机构的设置审批、执业登记和校验；（二）对医疗机构的执业活动进行检查指导；（三）负责组织对医疗机构的评审；（四）对违反本条例的行为给予处罚。”

《医疗事故处理条例》要求："第七条 医疗机构应当设置医疗服务质量监控部门或者配备专（兼）职人员，具体负责监督本医疗机构的医务人员的医疗服务工作，检查医务人员执业情况，接受患者对医疗服务的投诉，向其提供咨询服务。”

根据第十二届全国人民代表大会第一次会议批准的《国务院机构改革和职能转变方案》和《国务院关于机构设置的通知》（国发〔2013〕14 号），设立国家卫生和计划生育委员会，为国务院组成部门。其主要职责之一为："负责制定医疗机构和医疗服务全行业管理办法并监督实施。制定医疗机构及其医疗服务、医疗技术、医疗质量、医疗安全以及采供血机构管理的规范、标准并组织实施，会同有关部门制定和实施卫生专业技术人员准入、资格标准，制定和实施卫生专业技术人员执业规则和服务规范，建立医疗服务评价和监督管理体系。”

2010 年 2 月卫生部、中央编办、国家发展改革委、财政部和人力资源社会保障部制定的《关于公立医院改革试点的指导意见》指出，"实行全行业监管。

加强卫生行政（含中医药管理）部门医疗服务监管职能，建立健全医疗服务监管机制。所有医疗卫生机构不论所有制、投资主体、隶属关系和经营性质，均由卫生行政（含中医药管理）部门实行统一规划、统一准入、统一监管。完善机构、人员、技术、设备的准入和退出机制，依法实行全行业监管。”

3. 国家对医疗行为进行监管的信息技术需求

2009年3月下发的《中共中央国务院关于深化医药卫生体制改革的意见》提出“强化医疗卫生服务行为和质量监管，完善医疗卫生服务标准和质量评价体系，规范管理制度和工作流程，加快制定统一的疾病诊疗规范，健全医疗卫生服务质量监测网络”，并要求“以医院管理和电子病历为重点，推进医院信息化建设”。

2010年2月卫生部、中央编办、国家发展改革委、财政部和人力资源社会保障部制定的《关于公立医院改革试点的指导意见》提出“加强公立医院医疗服务安全质量监管。充分依托现有的具有较高诊疗技术水平和质量管理水平的公立医院，建立完善国家、省、市（地）三级医疗质量安全控制评价体系和各级各专业医疗质量控制评价组织，加强医疗质量安全评价控制工作，持续改进医疗服务质量”，“加强医疗服务质量管理。健全和落实医院管理规章制度和人员岗位责任制，健全医疗质量管理组织，推行疾病诊疗规范和药物临床应用指南，规范临床检查、诊断、治疗、使用药物和植（介）入类医疗器械行为，持续提高医疗质量，保障患者安全”，“提高医院信息化水平。以医院管理和电子病历为重点推进公立医院信息化建设，提高管理和服务水平”。

2012年9月国家卫计委下发《关于加强公立医疗机构廉洁风险防控的指导意见》（卫办发〔2012〕61号）要求：“规范诊疗服务行为，防止收受‘红包’、回扣、过度检查治疗、乱收费等损害群众利益问题的发生”，及“结合医疗机构信息系统建设，建立医疗机构廉洁风险防控信息平台，实现风险预警、风险分析、风险处置等功能，对权力运行廉洁风险实施动态防控”。

2013年11月国家卫计委下发《关于加快推进人口健康信息化建设的指导意见》（国卫规划发〔2013〕32号）指出：“充分运用大数据、云计算、物联网、视联网、智能卡等新技术，有效提升人口健康信息化业务应用水平”，要求“加强医疗服务应用信息系统建设，推进中西医电子病历应用和远程医疗，优化医疗服务流程，规范医疗服务行为，用信息化手段提高医疗服务质量和效率，保障医疗安全，方便群众看病就医”。

2015 年 5 月国务院办公厅下发《关于城市公立医院综合改革试点的指导意见》（国办发〔2015〕38 号），文件要求：“加强医疗质量管理与控制，规范临床检查、诊断、治疗、使用药物和植（介）入类医疗器械行为”，及“促进医疗卫生、医保和药品管理等系统对接、信息共享，推动建立综合监管、科学决策、精细服务的新模式”，“充分发挥各类医疗保险对医疗服务行为和费用的调控引导与监督制约作用，有效控制医疗成本，逐步将医保对医疗机构服务的监管延伸到对医务人员医疗服务行为的监管”。

2011 年卫生部下发的《2010 年公立医院改革国家联系试点城市医院管理信息系统建设项目技术方案》（卫办综函〔2011〕101 号）指出：“由于医疗卫生服务本身固有的特殊性和复杂性，医院信息化发展整体水平相对落后于其他行业，医院医疗行为管理系统建设相对滞后，医院医疗行为监管工作缺乏科学、高效的技术手段。由于信息系统不完善，医院医疗行为监管工作长期依靠简单的业务报表，无法对依法准入、规范诊疗、合理用药及医疗费用控制等医疗行为实施全程动态监管和预警分析。由于缺少必要的技术手段，卫生行政部门对医院医疗行为的管理过多依赖于专项检查和事后追查，缺乏系统化、常态化监管机制。而且由于医院信息透明度不够，社会力量也很难参与医疗行为监管。由此带来的医疗质量安全隐患，一定程度上影响了和谐医疗环境的构建。虽然部分发达地区和大型医院已经尝试通过建立电子病历系统以支持病历质量实时监控、合理用药监测等医疗行为监管，但从整体上看不论单个医院还是区域层面，医院医疗行为监管工作仍缺乏系统性和规范性。”

文件指出通过加强公立医院的信息化建设，“卫生行政部门可及时获取更准确、全面、及时的医疗需求和公立医院医疗资源信息，以及公立医院医疗资源的利用情况，为区域卫生规划决策提供信息依据，强化区域卫生规划”；“进一步加强医院内部和外部的监管，卫生行政部门可及时获取准确、全面、及时的公立医院医疗管理、医院运营管理的评价数据，为建立协调、统一、高效的公立医院管理体制提供信息支撑，让政府更好地建好医院、管好医院”；“加强公立医院内部管理，保障医疗质量，提高服务效率，合理控制医疗费用，方便群众就医；加强区域医疗协作，建立高效的公立医院运行机制”；“完善公立医院绩效考核制度，加强医院医疗行为、医疗质量安全和经济运行的监管，健全公立医院监管机制”。

文件指出，“医院医疗行为管理系统是卫生行政主管部门构建一套科学、精细、专业化的网络体系，在加强公立医院对自身医疗行为监管的同时，建立系统化、常态化的医疗行为监管机制，实现医疗行为的全过程、动态监管。主要包括医疗质量安全管理、医院输血管理、基本药物使用监管、病人医疗费用监管”。并要求“建立区域医疗行为数据库、预案库和决策支持数据仓库，通过科学的理论方法和指标体系，分析从医院端采集的医疗行为数据，建立区域医疗行为监控、预警和处置机制，必要时可以有效干预，并提供统计分析和决策支持”。

二、医疗行为监管系统建设的用户需求

1. 医务人员的需求

（1）临床医师的需求：需要及时了解实施的医疗行为是否存在与有关法律、法规、规章和诊疗规范相违背的情况，特别需要了解医疗文书、处方及医嘱合法合规的情况，如医疗文档完成情况及质量情况。症状、体征、检查、治疗及用药之间是否存在不符合规范、不符合逻辑的行为。需要及时了解费用、医嘱、报告单和病程记录等之间是否存在逻辑错误。需要及时了解与病情关联或某一诊疗措施关联的正面清单和负面清单，如输血前必做的检验项目、有过敏史不能使用的药品等。需要得到当前医疗行为规范遵从情况的综合评估，需要得到以既往病历资料为对照的类似诊疗方案的效果预测、医疗风险预警、可选诊疗方案及效果预测；提供临床辅助决策支持和预警预告，如某一诊疗措施既往实施对象及实施效果的情况，或某一类病人既往采用的诊疗措施等。需要直观快捷地被动或主动获得经治对象的单个病人的以上有关信息和经治对象的统计汇总信息。

（2）护理人员的需求：需要了解护理行为是否符合有关法律、法规、规章和护理规范的要求。需要评估护理操作及记录与“临床护理实践指南”的符合程度，护理文书与《病历书写基本规范》和《表格式护理文书》等规范的符合程度。需要评估护理行为与危重患者护理技术规范、围手术期的护理技术规范以及专科护理技术规范的符合程度。需要了解护理行为与症状、体征、检查、治疗及用药之间是否存在不符合规范、不符合逻辑的行为。需要得到以既往护理资料为对照的类似护理方案的效果预测、风险预警、可选护理方案及效果预测。需要得到护理行为的辅助决策和预警预告，如某一护理措施既往实施对象及实施效果的情况，或某一类病例既往采用的护理措施等。需要直观快捷地被动或主动获得护理对象的单个病人的以上有关信息和护理对象的统计汇总信息。

（3）医技人员的需求：需要及时了解实施的诊疗行为是否存在与有关法律、法规、规章和诊疗规范相违背的情况，特别需要了解医技操作及报告书的合法合规情况。需要及时了解医技行为与症状、体征、检查、治疗及用药之间是否存在不符合规范、不符合逻辑的行为。需要及时了解与医技行为关联的正面清单和负面清单等规范。需要得到以既往资料为对照的类似方案的效果预测、风险预警、可选方案及效果预测。需要得到医技行为的辅助决策和预警预告，如某一医技项目既往实施对象及实施效果的情况，或某一类病例既往采用的医技项目等。需要直观快捷地被动或主动获得检查对象的单个病人的以上有关信息和检查对象的统计汇总信息。

2. 行政管理的需求

（1）医院领导需求：需要及时了解全院医疗行为是否存在与有关法律、法规、规章和诊疗规范相违背的情况。及时了解门诊、住院每天的业务数量与收入情况及其趋势和同期的对比情况，各科室的占比及趋势和同期的对比情况。及时了解全院和各部门科室的工作质量和医疗安全情况，包括诊疗质量及安全情况、护理质量及安全情况、用药质量与安全情况。需要及时得到全院和各部门科室医疗安全及医疗质量的重要指标的预警预报信息。需要及时了解全院和各部门科室的医院感染管理情况、医保及费用的管控情况。需要及时了解全院和各部门科室有关规章制度的遵从度和违规行为的发生比例等情况。需要通过最少的数据来获取最大的信息，需要获取每个指标的变化趋势，以及升降高低正常危急等状态。需要对全院的医疗行为规范遵从度进行评估，对医疗安全状况进行评估，对医院运行效益进行评价，对医疗服务质量和公众满意度进行评价。需要直观快捷地被动或主动获得全院各科室以上有关信息和统计汇总信息，需要在决策分析时得到多维度的信息支持。

（2）科室负责人需求：需要及时了解本科室医疗行为是否存在与有关法律、法规、规章和诊疗规范相违背的情况。特别需要了解所有医疗文书、处方、医嘱、申请单、报告单的合法合规情况。诊疗、护理、医技及药品使用之间是否存在不符合规范的行为、是否存在逻辑错误。需要得到医疗行为的辅助决策和预警预告，包括重要医疗行为的既往实施情况、特殊病例既往采用的诊疗行为及预后情况等。需要对科室的医疗行为规范遵从度进行评估，对医疗安全状况进行评估，对医院运行效益进行评价，对医疗服务质量和公众满意度进行评价。需要直观快捷地被动或主动获得以上有关信息和统计汇总信息，需要在决策分析时得到多维度的信息支持。

3. 医院管理科室需求

（1）医务科需求：需要及时掌握全院医疗业务和医疗技术的开展及运行情况、掌控医疗质量和医疗安全情况。需要掌握全院各医疗科室和医技科室的工作情况，及时了解危重病人救治情况，了解全院医务人员的在岗等情况，以便组织医疗资源协调各医疗科室和医技科室开展工作。需要获取各项医疗制度、标准、规范的执行情况，获取各类医疗缺陷和事故信息；获取医务人员的资质、工作绩效信息。

（2）质控科需求：需要获取全院医疗质量管理目标计划及执行情况，获取全院临床、医技等科室实时的医疗质量情况并进行监管，及时发现全院各部门医疗质量和医疗安全管理中存在的问题或隐患并进行预警报警，能追踪到每一缺陷的原始资料和明细；实现对各部门医疗质量和医疗安全情况进行定期和不定期的评价评分。

（3）院感科需求：需要获取院感管理方案计划及方案计划执行情况，对执行情况进行监管和评价；需要获取临床科室发热病人、院感高危病人和可疑院感病人的有关信息，并进行监测和预警报警；需要获取实验室与院感有关的信息；需要获取感染重点部门、重点环节、重点流程的院感监测监管信息，并进行评估和开展预警报警；需要获取抗菌药物临床应用情况、病原体特点和耐药现状的信息，以制订合理使用抗菌药物的策略。

（4）护理部需求：需要了解各个科室日常护理及急症、危重、疑难病人的护理信息。需要掌握各项护理质量控制标准及质控指标的执行情况，监测质量缺陷并进行分析、预警和报警。需要了解医嘱按时完成情况及执行过程的信息。需要对护理记录文书的按时完成情况及完成的质量进行监管。需要对体温单上的各指标与其他医疗文档所列指标的一致性进行比对，并给予提示。需要获取护理不良事件信息。需要统计各科室各护理人员的工作绩效、评价能级对应。

（5）医保科需求：需要及时获取病人基本信息与保方设定的条件的符合情况，及时获取病种信息与保方设定的病种的符合情况，及时获取服务项目与保方设定的规则符合情况，及时获取药品信息与保方设定的规则的符合情况；及时获取费用信息及其对应的医嘱处方、报告结果、病程记录的符合情况；及时获取病人的逐日费用曲线并自动报告异常信息；及时获取各科室医保管理指标的信息，并进行评价和预警报警。关联分析病人既往的就医信息、体检信息和个人相关信息，评判就医行为辅助稽查医保诈骗行为。

（6）药品采购办需求：及时获取药品需求信息并自动生成采购计划，展现药品采购计划，评估采购计划的合规及合法属性；及时获取药品库存信息并展现各类药品品种及品规的金额、数量总库存及各药房库存；及时获取药品销售信息并展现各类药品品种及品规的金额、数量销售情况，各类药品销售品种结构、占比及排序；提供进销存对比信息。及时获取特殊药品的信息，包括抗菌药物、抗肿瘤药物、辅助用药和国家基本药物的品种及规格的金额、数量销售情况，使用的合规守法情况。获取生产企业、配送企业的资质管理信息，有提示报警功能，有从汇总数据“钻取”明细的功能。

（7）物价办需求：需要获取物价执行信息并自动分析单项目、组合项目是否存在与有关规章政策相违背的情况，对物价总水平的升降波动进行预警预报。需要了解药品价格执行情况，包括调价管理、集中采购管理、基药等特殊品种管理情况，有无违规违纪行为。需要了解服务项目的价格执行情况，包括项目内涵和组合应用管理等情况，有无违规违纪行为。需要了解医用材料的价格情况，包括进口材料、国产材料的价格升降波动情况，有无违规违纪行为。需要进行诊疗行为与物价关联的价格核算、设备利用行为与物价关联的价格核算。需要获取违价行为信息，有违价行为的管理预警预报和汇总统计、查询、对比分析和趋势分析等功能。

（8）财务科需求：需要获取业务收入信息，对业务收入的升降波动进行预警预报，按财务科目进行归类并自动分析总收入、各类收入和各科室的收入中是否存在与财务制度及有关规章制度相违背的情况。需要获取药品和材料的采购、配送、入库、支付等信息，按财务科目进行归类并对这些信息进行汇总统计、查询、对比，关联分析各环节行为进行是否存在与财务制度及有关规章制度相违背的情况。需要获取物资设备的采购、配送、入库、支付等信息，按财务科目进行归类并对这些信息进行汇总统计、查询、对比，关联分析各环节行为进行是否存在与财务制度及有关规章制度相违背的情况。

（9）监察办需求：需要获取有关服务质量、医疗安全、物价政策、药品材料进销、医疗费用、医疗保障等行为信息，对这些行为进行监管监测预警预报，关联分析各科室及工作人员是否存在违规违纪行为。需要获取服务数量和服务质量指标，对重要指标的监管并提示报警，进行汇总统计、查询、对比分析和趋势分析。需要获取各类医疗安全指标，对重要指标的监管并提示报警，进行汇总统计、查询、对比分析和趋势分析。需要获取物价执行情况，对重要指标的监管并提示报警，进行汇总统计、查询、对比分析和趋势分析。需要获取药品材料的采购、入库及支付情况，对重要指标的监管并提示报警，进行汇总统计、查询、对比分析和趋势分析。需要获取各科室医疗费用次均、人均、日均、占比等情况，对重要指标的监管并提示报警，进行汇总统计、查询、对比分析和趋势分析。需要获取各科室各类医保的管控指标的情况，对重要指标的监管并提示报警，进行汇总统计、查询、对比分析和趋势分析。关联分析医务人员既往的考核考查信息，综合评估行医行为的信誉诚信等级。

（10）经管办需求：需要获取综合绩效任务指标和绩效考核信息，对任务和实际考核的偏离进行分析对比，按绩效指标进行归类统计汇总，关联分析各类指标间的规则符合情况和逻辑性，分析是否存在与有关政策及规章制度相违背的情况。需要获取业务收支计划和实际收支信息，对计划和实际收支的偏离进行预警预报，按经济核算科目进行归类并自动分析总收入、各类收入和各科室的收入中是否存在与有关政策及规章制度相违背的情况。需要根据绩效考核及业务量等指标和分配方案、完成绩效和经济核算，需要对核算结果进行汇总排序和合理合规合法性评估及与既往结果的对比等分析。

4. 患者需求

（1）择医需求：需要了解辖区医疗机构的既往遵规守法的情况、主要业务行为的范围、规模及费用情况。

（2）诊疗需求：需要了解诊疗行为与诊疗项目的应用范围、注意事项及风险，了解同类病例的诊疗方案及预期效果，了解诊疗过程中应配合的行为，通过沟通提升医患协同程度。

（3）健康需求：需要了解某类人群的健康管理方案及预期效果，需要了解医疗机构为各类人群提供的健康管理方案的效果等。

5. 卫生行政部门需求

需要了解辖区医疗机构的医疗行为是否存在与有关法律、法规、规章和诊疗规范相违背的情况。包括对医疗服务、医疗安全监管、用药行为、医疗保障及各医疗机构运营情况进行评价和趋势分析。

（1）医疗服务监管需求：需要了解各医疗机构的门急诊和入出院情况，病历质量、临床路径质量、诊断质量、手术质量、重症监护质量、输血质量、病理质量、影像质量、医技质量、护理质量的情况，得到传染病上报、院内感染上报、肿瘤上报和新生儿死亡上报等信息。

（2）医疗安全监管需求：需要得到医院感染、医疗差错等高风险医疗安全事件的信息，包括住院患者压疮发生率、医院内跌倒发生率、医院坠床发生率、留置管脱落发生率、择期手术后并发症发生率、产伤发生率、用药错误致患者死亡发生率、输血／输液反应发生率、手术过程中异物遗留发生率、医源性气胸发生率、医源性意外穿刺伤或撕裂伤发生率、院感发生率等信息。

（3）用药行为监管需求：需要了解各医疗机构使用药物的品种、品规和剂型、采购渠道和进销价格、入库销售及库存数量等信息；国家基本药物及抗菌药的品种、规格和剂型、采购渠道和进销价格、入库销售及库存数量等信息；药品反应及不良事件信息；评估用药安全风险；得到国家卫计委文件要求的各医疗机构抗菌药物临床应用管理评价的各项指标。

（4）区域医疗保障监管需求：需要了解各医疗机构各类医保病人的费用及诊疗合规性情况，对不同医疗机构间的费用及费用类别进行对比分析。了解不同年度间就医人次、病种结构、费用结构、临床用药结构的对比情况，分析费用结构变化与政策需求间的关联程度等。

（5）医疗机构运营监管需求：了解各医疗机构的运营情况及主要运营指标，评价各医疗机构运营绩效，模拟分析调整运营参数、预测运营效益。

（6）医院医疗质量评价需求：需要按国家卫计委制定的指标标准对医院医疗质量和运营情况进行评价，包括住院死亡类指标、重返类指标、医院感染类指标、手术并发症类指标、患者安全类指标、医疗机构合理用药指标和医院运行管理类指标。

三、医疗行为监管系统建设的技术需求

1. 系统运行环境

医疗行为监管系统需要医院内部实现多业务系统信息互联互通和信息共享，需要与多知识库规则库实现信息互联互通和信息共享，需要稳定、可靠和有效的运行环境保证系统的运行。

2. 数据集成清洗与标准化处理

需要互通的数据包括门急诊病历首页、病历记录、处方、化验检验和影像检查报告单等，包括住院病案首页、入院记录、病程记录、各类同意书和告知书、医嘱单、辅助检查报告单、体温单、影像检查和病理检查报告单等资料。数据来源于医院信息系统，通过医院信息平台来采集，可采用推送和采集两种模式。采集周期分为实时采集和定期采集两种，对于响应要求高的数据应实时采集。

数据被采集到医疗行为数据库时，会对这些数据进行整合，以保证数据内容的合法性和数据标准的统一性。并通过病人主索引来进行数据的归属，通过语义分析工具从文本数据中提取分析指标，通过标准字典对非规范数据进行进行标化，所有数据按业务的性质分类保存。

3. 多维分类

信息分类是医疗行为监管的基础，而致病因素与人体相互作用表现的多样性致使病人的症状体征和检查化验结果与疾病诊断之间缺乏持续的固定关系，当每个人都是作为独一无二的个体而存在时，医疗行为的监管缺乏完全模型化的标准。因此，进行医疗行为监管不但需要“国际疾病分类”“疾病诊断相关分类”“国家医院疾病名称目录”等分类方法，还需要应用多维分类建立“多因素病症分类模型”，通过“一类病症”与“诊疗规范”的连续的动态模式进行医疗行为的监管。

4. 政策关联

医疗行为监管系统需要实现有关法律法规、规章、规范、标准等政策的相互关联。这里涉及的规范和标准是指由国家卫生计生行政部门制定和确认的规范和标准，主要包括《中华人民共和国执业医师法》《中华人民共和国护士管理办法》《医疗机构管理条例》《医疗机构从业人员行为规范》《综合医院评审标准》，以及医疗质量管理办法和医院医疗质量安全核心制度：包括“首诊负责制度”“三级查房制度”“会诊制度”“分级护理制度”“值班和交接班制度”“疑难病例讨论制度”“急危重患者抢救制度”“术前讨论制度”“死亡病例讨论制度”“查对制度”“手术安全核查制度”“手术分级管理制度”“新技术和新项目准入制度”“危急值报告制度”“病历管理制度”“抗菌药物分级管理制度”“临床用血审核制度”等规章制度。

此外，还包括《公立医疗卫生机构绩效评价指导意见》《医疗技术临床应用管理办法》《手术安全核对制度》《临床输血技术规范》《医疗机构临床用血管理办法》《基础护理服务工作规范》《常用临床护理技术服务规范》《静脉治疗护理技术操作规范》《关于在医疗机构推行表格式护理文书的通知》《病历书写基本规范》《中医病历书写基本规范》《医疗机构药事管理规定》《处方管理办法》《抗菌药物临床应用指导原则》《国家基本药物目录》《国家处方集》《医院处方点评管理规范》《医院感染管理办法》《消毒管理办法》《医疗机构消毒技术规范》《医院供应室清洗消毒规范》《全国医疗服务价格项目规范》等规范和标准。

此外，还包括国家临床路径应用指导原则以及有关疾病的诊疗规范、疾病管理治疗工作规范等。对于一些学会协会制订的未被卫生计生行政主管部门正式确认为具有法律意义的"诊疗规范"的指南、专家意见、专家共识、指导原则等资料，如与正式确认的"诊疗规范"无冲突，其细则亦有参考意义。

医疗行为具有极强的技术性和专业性，对医疗行为的监管要求必须对各种诊断、检查、治疗、用药、护理、康复等行为的过程记录进行连续、完整、严谨、详细的关联分析，因此需要在技术上实现各项法律法规、规章、规范和标准有机关联，以确保医疗行为监管的持续和有效。

5. 医疗行为数据建模

医疗行为数据不仅包括当前的诊疗行为数据、政策及规范数据，还包括医院历年来积累的海量的病历数据，医疗行为模型不是一个单一的模型，而是一套模型体系。包括"诊断分类"模型、"症状体征"归类模型、"治疗方案"归类模型、"处方集"分类模型等。不同层次的复杂的医疗行为数据需要通过采集、解析、清洗、归类、关联等环节而用于建模，医疗行为建模是医疗行为监管的基础，且是一个持续的、自适应的过程。2009 年新一轮医改启动以来，新的政策文件和有关医疗行为管理的规章制度不断出台，随着医药卫生科技的创新发展，新技术新方法新药品不断推出，有关医学理论和诊疗规则也在不断完善提升；同时随着社会进步和环境的变化致病因素和临床疾病谱也在不断变化。因此，医疗行为模型也需因时而变，需要实时动态更新。

6. 医疗行为规则维护

实现规则的更新与完善的维护，包括病历语义规则、病历质量及评分规则、签名与告知文书规则、临床检查检验规则、特殊治疗管理规则、临床路径规则、手术及介入治疗管理规则、临床危急值危重症规则、护理质量规则、院感管理规则、抗菌药物管理规则、特殊药品管理规则、资质及岗位规则等规则库。

7. 信息指标的整合及展现

通过汇总、统计和分析，按医疗行为监管的要求，进行实时监控、预警和报告。根据设定的条件向“院长界面”“医务科界面”等推送和刷新数据，提供图形图表等展现方式，提供与既往数据进行对比展现的功能。提供在计算机及各类移动设备上展现信息的功能。

第三节 医疗行为监管系统建设的目标与要求

一、医疗行为监管系统建设的目标

1. 总体目标

医疗行为监管系统运用数据挖掘、人工智能、规则知识仓库和并行计数等技术对医院业务数据实时高效处理，为医疗、护理、医技和医院管理等方面提供信息服务，以规范医疗行为、提升医疗质量、保障医疗安全、优化服务流程、提高医疗效率。

2. 具体目标

（1）建设规则知识仓库：医疗行为监管系统需要将有关法律、法规、规章、规范、标准等政策进行有序整理，根据系统要求建设有关规则知识仓库，包括病历语义规则知识库、病历质量及评分规则知识库、签名与告知文书知识规则库、临床检查检验规则知识库、特殊治疗管理规则知识库、临床路径规则知识库、手术及介入治疗管理规则知识库、临床危急值危重症规则知识库、护理质量规则知识库、院感指标知识库、抗菌药物管理规则知识库、特殊药品管理规则知识库、资质及岗位规则知识库、医院运行指标知识库、医院费用指标知识库、医院绩效考核规则知识库等数据仓库。

（2）建设业务数据整合中心，实现业务数据的标化整合：医疗行为监管系统自动获取医院各业务系统产生的数据，按国家有关标准（包括医疗卫生机构科室分类标准、医务人员职务分类标准、药品名称及分类标准、疾病及手术名称分类标准和医疗服务项目名称及分类等标准）对业务数据进行高效准确的匹配转化和清洗归类整理、存放数据仓库。

（3）建设医疗行为监管指标提取平台：医疗行为监管系统在业务数据驱动下自动进行数据关联分析，将业务数据与对应规则知识库进行关联，获取各类监管指标组合多维指标矩阵和辨识体系。监管指标提取平台的运行是持续的、准实时的，因此其提供的监管信息也是动态连续的。

（4）实现监管界面的柔性配置：鉴于各用户关注点的差异对信息及信息展示形式的需求差异，且又有随时间推移而有调整的需求，医疗行为监管的界面需要实现动态柔性配置。包括计算机、平板手机等展示环境的配置，展示信息的配置、表格配置、图形图像配置、动态对比配置及信息钻取层次与内容的配置等。

（5）实现系统动态维护：医疗行为监管系统中的各类规则知识库、数据标化整合规则及标准字典、监管指标提取模型及参数需要进行调整，这些调整包括人工调整和系统自适应调整，所有调整前的信息均以旧版本形式保存，所有调整不影响系统的正常运行且简单、便捷。

二、医疗行为监管系统建设的要求

1. 系统设计严格执行国家有关软件工程的标准，保证系统质量，提供完整、准确、详细的建设文档资料，设计应符合国际、国家、卫生计生行业有关标准、规范。

2. 必须采用目前主流的 J2EE 等开发平台下的 B/S 多层架构，各子系统须在一个统一的软件架构平台上实现。

3. 应用软件系统能够方便地在 Internet/Intranet 上部署，系统客户端全部支持纯浏览器模式。应用系统的全部功能必须集成在统一的用户界面上无缝操作，用户转换不同子系统的操作功能时无须作系统间的切换。

4. 实现数据的“一次采集、充分应用”，确保数据的统一性、权威性与安全性。

5. 系统设计要全面、科学、合理，具有良好的可扩展性，允许扩充新的功能模块，以适应发展的要求，避免随着应用规模（数据量、用户数等）的不断增长，导致系统响应变慢，性能下降而无法有效扩展的问题。确保数据、结构和业务流程具有可调整性、可扩展性、可升级性和可延续性。

6. 系统用户界面友好，风格一致，操作简便，确保具有不同计算机应用水平的人员均能够快速掌握和操作系统，并提供针对界面的联机操作帮助系统。

7. 各类指标信息详尽，能充分满足使用单位的需求，能方便灵活生成各类监管界面及统计报表。

8. 具有完整的权限控制机制，系统保密措施严密。依据信息访问权限，向用户提供授权查询，有效避免越权使用，同时系统应具有对内容管理系统上敏感信息的保护措施，以免被不当利用。

9. 全程提供数据修改痕迹保留功能，提供完善的操作日志与错误日志，操作日志要求记录所有的基础数据、基本字典、参数、授权的维护与修改操作，以及系统中所有关键操作及不成功的操作。

10. 持续高效的售后服务体系：提供持续高效的售后服务，及时进行规则更新、标准更新和监管指标调整完善，及时提供界面展示的维护。

第四节　医疗行为监管系统建设的原则

医疗行为监管系统建设开发要遵循统一规划、统一标准、统一设计，并与医院业务系统相衔接。应充分利用、有机整合现有的资源，避免重复建设。本着实用性、可靠性、先进性、经济性、开放性、可扩展性、易维护性和安全性等原则，充分考虑系统的整体性、科学性和可持续发展性。

系统建设主要遵循以下基本原则：

一、统一规划、分级负责

以国家政策为依据、以满足各医院实际应用为目标进行系统整体设计，统一制定项目实施方案和技术方案，根据医院已有资源、当前存在的主要问题选择见效明显、实施快捷的功能优先运行，根据满足当前、兼顾长远，从易到难、从简到繁的原则分步建设实施。

二、统一标准、互联互通

系统建设严格执行卫生计生相关标准，结合医院实际制定相关数据标准和补充规定，实现医院内各业务系统的互联互通、资源共享，实现行政区域内各医疗卫生机构的互联互通、资源共享，实现医疗机构与民政、医保、保险等相关机构间的互联互通、资源共享。

三、整合资源、集中部署

充分利用、整合已有的硬件和软件资源，尽量避免重复建设和投资浪费。对于医院已建或在建的软硬件，如符合与本系统衔接，或经升级改造能实现与本系统衔接的，可与本系统融合而继续使用。对于已经建立了区域信息平台的地区，可考虑为区域内各医疗机构集中部署统一的应用系统。

四、应用为主、经济实效

医疗行为监管系统的建设必须坚持经济实效原则，注重实际应用的效果，注重投入产出的效益，不盲目追求技术超前，以解决当前数个重点问题为切入点、稳步推进，力图以较少的投入，产出适宜的效果。特别注意避免重复建设和力争节约。信息系统在开发上应尽量做到简单，在部署上应做到灵活，在维护上应做到容易。

五、先进可靠、可扩展

采用稳定可靠的成熟技术，保证系统长期稳定安全运行。支持开放的协议使得信息系统具有良好的可接入性、可移植性、可扩充性。系统软件选型应该尽量符合通用的开放标准，应该有统一的技术标准。采用面向服务的体系架构使得业务和技术之间实现无障碍沟通。对信息系统的建设应着眼于发展的眼光，充分考虑到未来医院信息系统的发展趋势。

六、强化安全、保障运行

保持软硬件建设同步，强化安全建设，确保系统运行稳定、数据交换可靠，保护隐私和个人权益。必须实现登录安全控制、操作权限管理、数据权限管理、用户操作审计等功能。严格按照国家有关信息安全的规定和标准建设、管理系统，使之具有安全保护和保密措施以及应对计算机犯罪和计算机病毒的防范能力，确保系统、网络和数据安全，以确保医院的安全。应保证系统后续运行维护经费，确保信息系统健康运行。

| 第二章 |

医疗行为监管系统的需求分析

第一节 诊疗行为监管的需求分析

诊疗行为监管包括对诊疗频次、诊疗组合、诊疗对象、诊疗结果和应查未查监管。

一、诊疗频次监管

包括设定诊疗频次正常范围的功能、设定病种病情诊疗频次正常范围的功能；关联分析临床其他指标并根据规则及时展现各单位的诊疗频次的发生数，对超范围数值进行提示报警，包括单日频次超过常规、间隔日期异常等报警。

二、诊疗组合监管

包括设定异常诊疗组合的功能；根据规则及时展现各单位的诊疗组合异常的发生数、关联分析临床其他指标并对异常情况进行提示报警。

三、诊疗对象监管

包括设定某一对象不应有的诊疗项目的功能；根据规则及时展现各单位的对象异常的发生次数，对异常情况进行提示报警。关联分析临床其他指标并有不同各单位间的指标对比分析功能。

四、诊疗结果监管

包括设定诊疗项目群体阳性值范围的功能；设定诊疗项目个体逻辑正常值范围的功能；根据规则及时展现各单位群体阳性值和个体逻辑异常情况，关联分析临床其他指标并对异常情况进行提示报警。

五、应查未查监管

包括设定应查未查项目,如入院检查应查三大常规,输血应查艾滋病、梅毒、乙型肝炎、丙型肝炎等；提供按设规则及时展现各单位应查未查的情况，关联分析临床其他指标并对异常情况进行提示报警。

六、既往病历比对分析

从既往病历中查询出与当前某病例症状体征相似的病例，这些病例中是否采用了与当前病例相似的治疗方案，其治疗效果及费用等情况。

七、临床路径管理

在院病人临床路径管理功能，如提供包括可入径人数、实际入径人数、负变异人数、退出人数和完成人数等指标提取功能。对指标异常情况进行提示报警功能。有汇总统计、排序功能，有不同科室间的指标对比分析功能。

出院病人临床路径执行情况管理:如提供包括可入径人数、实际入径人数、负变异人数和完成人数等指标的提取功能。对指标异常情况进行提示报警功能。有汇总统计、排序功能，有不同各单位间的指标对比分析功能，有从汇总统计数字“钻取”异常指标明细的功能。

第二节 病历及医疗文书监管的需求分析

病历及医疗文书监管包括环节病历质量监管、终末病历质量监管和护理文书监管。

一、环节病历质量监管

自动提供各单位环节病历质量的统计汇总情况。提供查询环节病历质量缺陷内容的功能，有病历文书缺陷、诊断缺陷、治疗缺陷、手术缺陷、麻醉缺陷、抢救缺陷、院感缺陷等的分类汇总功能，有关联分析临床其他指标并对异常情况进行提示报警的功能。

二、终末病历质量监管

包括诊断监管、病案首页监管、出院记录监管和病历质量评级。

1. 诊断监管

可从出院病历中获取诊断及相关信息，包括出院诊断与入院诊断、术后诊断、病理诊断的符合度及三日确诊情况。汇总统计各单位的入院诊断符合率、术后诊断符合率、病理诊断符合率、三日确诊率。直观展现诊断符合情况，提示及报警低于阈值的诊断指标。

2. 病案首页监管

包括对病案首页进行审查并予报警提示，有按时提交的提示、项目缺填提示、项目之间逻辑错误提示、项目与病程记录未对应的提示、输血或手术记录与病程记录未对应的提示，有不同各单位间的指标对比分析功能。

3. 出院记录监管

包括对出院记录进行审查并予报警提示，有按时提交的提示、项目缺填提示、项目之间逻辑错误提示、项目与病程记录未对应的提示、重要诊疗项目未描述的提示、特殊药品使用未描述的提示，有不同各单位间的指标对比分析功能。

4. 病历质量评级

包括自动获取病历轻、中、重缺陷的数量，统计病历缺陷数、诊断缺陷数、治疗缺陷数、手术麻醉缺陷数、抢救缺陷数和院感缺陷数。根据设定的规则对病历质量进行自动评分与分级，有不同各单位间的指标对比分析功能。

三、护理文书监管

包括各科室护理文书质控统计汇总情况，有文书完整性、时限性、逻辑性质控，有重要指标的提示报警，有对比分析功能。

第三节 护理行为监管的需求分析

护理行为监管包括护理对象监管、护理安全监管和护理绩效管理。

一、护理对象监管

包括设定护理级别条件和设定护理对象属性（发热、输血、手术、介入治疗、输液）的功能，有应用规则解析护理对象属性的功能；根据规则及时展现各单位不同级别护理的人数、特殊对象（发热、输血、手术、介入治疗、输液）的人数。有对重要数值进行提示报警的功能，有不同各单位间的指标对比分析功能。

二、护理安全监管

包括设定护理高危病人和护理安全事件的功能，有应用规则解析护理高危病人属性和护理安全事件的功能，可根据规则及时展现各单位护理高危病人（如可能跌倒、可能坠床、难免压疮、插管病人）的情况、展现各单位护理安全事件发生的情况。对重要数值及情况进行提示报警，有不同各单位间的指标对比分析功能。

三、护理绩效管理

包括设定护理绩效指标，有应用规则解析护理绩效指标的功能；根据规则及时展现全院和各科室护理绩效的情况。对重要数值及情况进行提示报警。

第四节 用药行为监管的需求分析

用药行为监管包括用药质量监管、抗菌药物监管、辅助用药监管、抗肿瘤药物监管和临床用药负面清单监管。

一、用药质量监管

包括处方监管、出院带药监管和住院用药监管。

1. 处方监管

根据卫生部《医院处方点评管理规范》设定条件及规则，获取各单位的平均每张处方用药品种数、抗菌药使用百分率、注射剂使用百分率、国家基本药物占处方用药的百分率、药品通用名占处方用药的百分率、平均每张处方金额和合理处方百分率等指标，根据规则统计合理处方数、不合理处方数（包括不规范处方数、用药不适宜处方数和超常处方数）等指标。对指标异常情况进行提示报警。关联分析临床其他指标并有不同各单位间的指标对比分析功能。审方调剂功能：能将当前处方与既往处方进行比对以发现异常处方，如当天的处方与近 1 ~ 2 个月内的处方进行比对，其中是否有药品组合与既往不同的处方，前记与药品的组合与既往不同的处方，为药剂师提供决策支持。

2. 出院带药监管

获取各单位的人均带药品种数和人均带药金额、基药占带药金额比例、带药品种数超规定的人数、带药金额超规定的人数、带药数量超规定的人数、带抗菌药的人数和带注射剂的人数等指标。有对指标异常情况进行提示报警的功能。关联分析临床其他指标并有不同各单位间的指标对比分析功能。

3. 住院用药监管

获取各单位的静脉输液人数及比例、贵重药品人数及比例等指标。对指标异常情况进行提示报警。关联分析临床其他指标并有不同各单位间的指标对比分析功能。

二、抗菌药物监管

包括获取各单位抗菌药物使用信息，自动提取出抗菌药物临床应用评价指标等。主要指标见表 2–1。

表 2–1 医院抗菌药物临床应用评价指标

序号	指标名称
1	医院抗菌药物品种数
2	注射剂型≥ 2 种的同一通用名称抗菌药物的数量
3	口服剂型≥ 2 种的同一通用名称抗菌药物的数量
4	头霉素类抗菌药物品规数
5	三代及四代头孢菌素（含复方制剂）类抗菌药物品规数—口服剂型
6	三代及四代头孢菌素（含复方制剂）类抗菌药物品规数—注射剂型
7	碳氢霉烯类抗菌药物注射剂型品规数
8	氟喹诺酮类抗菌药物口服剂型品规数
9	氟喹诺酮类抗菌药物注射剂型品规数
10	深部抗真菌类药物品种数
11	特殊使用级抗菌药物使用量占比
12	门诊患者抗菌药物使用率
13	急诊患者抗菌药物使用率
14	出院患者抗菌药物使用率
15	出院患者抗菌药物使用强度
16	出院患者 I 类切口手术预防用抗菌药物比例
17	出院患者 I 类切口手术预防用抗菌药物疗程≤ 24 小时的百分率
18	出院患者 I 类切口手术预防用抗菌药物时机合理率
19	出院患者 I 类切口手术预防用抗菌药物品种选择合理率
20	住院患者抗菌药物静脉输液占比
21	门诊患者静脉输液使用率
22	急诊患者静脉输液使用率
23	住院患者静脉输液使用率
24	住院患者静脉输液平均每床日使用袋（瓶）数
25	接受抗菌药物治疗的住院患者抗菌药物使用前微生物（合格标本）送检率
26	接受限制使用级抗菌药物治疗的住院患者抗菌药物使用前微生物（合格标本）送检率
27	住院用特殊使用级抗菌药物患者病原学（合格标本）检查百分率
28	每月接受处方点评的医师比例
29	每位接受处方点评医师被点评处方（医嘱）数量

发现指标异常情况并进行提示报警。关联分析临床其他指标并对不同各单位间的指标进行对比分析。

三、辅助用药监管

获取辅助用药信息，包括辅助用药品种品规数量、占药品费用比例、次均费用及次均占比例、辅助用药占国家基本药物比例、科室及医师使用辅助用药的比例及费用等指标。对指标异常情况进行提示报警。关联分析临床其他指标并有不同各单位间的指标对比分析功能。

四、抗肿瘤药物监管

获取抗肿瘤药物信息，包括品种品规数量、占肿瘤病人的药品费用比例、次均费用及次均占比例、占国家基本药物比例、科室及医师使用药品的比例及费用等指标。对指标异常情况进行提示报警。关联分析临床其他指标并有不同各单位间的指标对比分析功能。

五、临床用药负面清单监管

获取药品负面清单及管理规则，自动获取负面清单药品使用指标，包括科室及医师使用负面清单药品及适应证符合情况，关联分析临床其他指标，对异常情况进行提示报警，并有不同各单位间的对比分析功能。

第五节 院感监管的需求分析

院感监管包括医院感染控制计划执行情况监管、住院病人院感监管、门诊病人感染监管和消毒与采样检测的监管。

一、医院感染控制计划执行情况监管

包括医院感染控制计划及计划对应的指标管理，有设定条件及规则解析和获取医院感染控制计划的执行情况，对异常情况进行提示报警。有各单位医院

感染控制计划执行情况的统计汇总功能。

二、住院病人院感监管

可设定住院病人院感监测指标，可应用规则解析住院病人院感监测指标；可根据规则自动及时报告各单位住院病人院感监管情况，包括发热人数、可能院感人数、持续发热人数、白细胞增高人数、细菌培养阳性人数、手术切口感染人数等指标；医院感染病例漏报率、血管内导管相关血流感染发病率、呼吸机相关肺炎发病率、导尿管相关泌尿系感染发病率等指标。对重要指标及情况进行提示报警。

三、门诊病人感染监管

可设定门诊病人感染指标，可应用规则解析门诊病人院感监测指标；可根据规则及时报告各单位门诊病人院感监管情况，包括发热腹泻呕吐人数、白细胞增高人数、细菌培养阳性人数、门诊手术切口感染人数等情况。对重要情况进行提示报警。

四、消毒与采样检测监管

可设定消毒与采样检测指标的功能,可应用规则解析消毒与采样检测指标；可根据规则及时展现各单位环境消毒检测、消毒液检测、采样菌培等情况。对重要情况进行提示报警。

第六节 医疗保障监管的需求分析

医疗保障监管提供各类医保病人的费用及诊疗合规性监管功能，提供多维度的、不同各单位间的对比分析功能。提供不同年度间就医人次、病种结构、费用结构、临床用药结构的对比分析。提供费用结构变化与政策需求间的关联分析等功能。提供多维度的交叉对比分析。

一、医保病人费用监管

提供设定各类医保病人费用指标的功能，有应用规则解析指标的功能，包括对各科室当日/昨日/上周/上月/本年度各类医保病人的次均费用、次均住院日、日均费用，以及费用构成情况进行解析，对政策内可报费用比例，检查、治疗、材料、药品、抗菌药品、国家基药、贵重药品、特殊诊疗占费用的比例等指标进行解析。对重要指标根据设定进行提示报警。提供病人逐日费用曲线图，并自动分析异常信息，提供各类费用的结构比对分析功能，如某一病种的大部分病人（如近两年内出院病人）用药的品种数量及费用的构成情况，可将近期出院病人的用药情况与其进行比对，从中查找药品使用异常的病人、进行重点稽核。

二、医保费用审核稽核

提供项目审核功能，包括用药合理性审核、诊断项目的合理性审核、治疗合理性审核。提供单元付费的合理性审核，包括服务包符合性审核、临床路径符合性审核。提供总额预付费审核管理功能，包括总额支付拟合度评估、总额支付偏离风险预警、诊疗规则和规范遵从性审核等功能。提供不同各单位、不同时间维度、不同病种的诊疗项目与药品品种构成情况的大数据挖掘与对比分析功能。

三、特殊病种监管

提供设定特殊病种监管指标的功能，有应用规则解析指标的功能，包括对各科室当日/昨日/上周/上月/本年度特殊病种的次均费用、次均住院日、日均费用，以及费用构成情况进行解析，对检查、治疗、材料、药品、抗菌药品、国家基药、贵重药品、特殊诊疗占费用的比例、医保补偿项目占费用比例等指标进行解析。对不同科室间的指标进行对比分析。

第七节 医院运行效益监管的需求分析

医院运行效益监管提供医院门诊、住院、出院病人及特殊病种的监管，对多维度的、不同科室间的指标进行对比分析。依据国家有关统计标准，提供多维度的交叉对比分析。

一、门诊部运行效益监管

应用规则解析门诊部门的门急诊人次、预约诊疗人次、留观人次、体检人次、抢救人次、死亡人数等指标;解析当日/昨日/上周/上月/本年度的次均费用、次均处方数、每处方平均费用、大处方数及大处方比例以及费用构成情况，解析检查、治疗、材料、药品、抗菌药品和国家基药占费用的比例等指标。

二、住院部运行效益监管

应用规则解析住院部的开放床位、病床周转率、出院人数、人均住院日、手术人次、介入治疗人次、死亡人数、CD型病例数、实施重症监护人数、实施临床路径人数、法定传染病人数、院感人数等指标；解析各科室当日/昨日/上周/上月/本年度的人均费用、人均住院日、日均费用，以及费用构成情况，解析检查、治疗、材料、药品、抗菌药品、国家基药、贵重药品、特殊诊疗占费用的比例等指标。

三、出院病人的监管

应用规则解析出院病人当日/昨日/上周/上月/本年度的次均费用、次均住院日、日均费用及费用构成情况，解析检查、治疗、材料、药品、抗菌药品、国家基药、贵重药品、特殊诊疗占费用的比例等指标。

第八节 医院医疗质量评价的需求分析

医院运行、医疗质量与安全监测指标是实施医疗机构科学评审的基础；是促进医疗质量持续改进的重要手段。医院评价包括评价指标获取和指标指数的计算。

一、评价指标获取

根据卫生部《三级综合医院医疗质量管理与控制指标（2011年版）》文件，需要获取的评价指标包括住院死亡类指标、重返类指标、医院感染类指标、手术并发症类指标、患者安全类指标、医疗机构合理用药指标和医院运行管理类指标。

1. 住院死亡类指标

住院死亡类指标见表2–2。

表2–2 住院死亡类指标

一级指标	二级指标	三级指标
（一）住院总死亡率	（一）住院总死亡率	（一）住院总死亡率
（二）新生儿患者住院死亡率	1. 新生儿患者总住院死亡率	1. 新生儿患者总住院死亡率
	2. 新生儿手术患者住院死亡率	2. 新生儿手术患者住院死亡率
	3. 新生儿非手术患者住院死亡率	3. 新生儿非手术患者住院死亡率
	4. 新生儿患者出生体重分级住院死亡率	（1）出生体重≤750克的新生儿患者住院死亡率
		（2）出生体重751～1000克的新生儿患者住院死亡率
		（3）出生体重1001～1800克的新生儿患者住院死亡率
		（4）出生体重≥1801克的新生儿患者住院死亡率
		（5）新生儿医院感染患者住院死亡率
（三）手术患者住院死亡率	1. 手术患者总住院死亡率	1. 手术患者总住院死亡率
	2. 手术患者围手术期住院死亡率	（1）手术患者围手术期住院死亡率
		（2）择期手术患者围手术期住院死亡率
		（3）麻醉分级（ASA分级）围手术期住院死亡率
	3. 手术并发症患者住院死亡率	3. 手术并发症患者住院死亡率
	4. 重点手术住院死亡率	（1）冠状动脉旁路移植术（CABG）患者住院死亡率
		（2）经皮冠状动脉介入治疗（PCI）患者住院死亡率
		（3）脑血肿清除术患者住院死亡率
		（4）剖宫产手术产妇住院死亡率
		（5）髋关节置换术患者住院死亡率
		（6）心脏瓣膜置换术患者住院死亡率

（续表）

一级指标	二级指标	三级指标
（四）重点病种住院死亡率	1. 创伤性颅脑损伤患者住院死亡率	1. 创伤性颅脑损伤患者住院死亡率
	2. 急性心肌梗塞患者住院死亡率	2. 急性心肌梗塞患者住院死亡率
	3. 脑出血患者住院死亡率	3. 脑出血患者住院死亡率
	4. 消化道出血患者住院死亡率	4. 消化道出血患者住院死亡率
	5. 脑梗塞患者住院死亡率	5. 脑梗塞患者住院死亡率
	6. 败血症患者住院死亡率	6. 败血症患者住院死亡率
（五）恶性肿瘤手术患者住院死亡率	1. 肾恶性肿瘤手术患者住院死亡率	1. 肾恶性肿瘤手术患者住院死亡率
	2. 肝恶性肿瘤手术患者住院死亡率	2. 肝恶性肿瘤手术患者住院死亡率
	3. 肺恶性肿瘤手术患者住院死亡率	3. 肺恶性肿瘤手术患者住院死亡率
	4. 胃恶性肿瘤手术患者住院死亡率	4. 胃恶性肿瘤手术患者住院死亡率
	5. 直肠恶性肿瘤手术患者住院死亡率	5. 直肠恶性肿瘤手术患者住院死亡率
	6. 结肠恶性肿瘤手术患者住院死亡率	6. 结肠恶性肿瘤手术患者住院死亡率
（六）重返手术室再次手术患者住院死亡率	（六）重返手术室再次手术患者住院死亡率	（六）重返手术室再次手术患者住院死亡率
（七）重点手术麻醉分级（ASA 分级）住院死亡率	1.ASA 分级冠状动脉旁路移植术患者住院死亡率	1.ASA 分级冠状动脉旁路移植术患者住院死亡率
	2.ASA 分级经皮冠状动脉介入治疗患者住院死亡率	2.ASA 分级经皮冠状动脉介入治疗患者住院死亡率
	3.ASA 分级脑血肿清除术患者住院死亡率	3.ASA 分级脑血肿清除术患者住院死亡率
	4.ASA 分级剖宫产手术产妇住院死亡率	4.ASA 分级剖宫产手术产妇住院死亡率
	5.ASA 分级髋关节置换术患者住院死亡率	5.ASA 分级髋关节置换术患者住院死亡率
	6.ASA 分级心脏瓣膜置换术患者住院死亡率	6.ASA 分级心脏瓣膜置换术患者住院死亡率

2. 重返类指标

重返类指标见表 2–3。

表 2–3 重返类指标

一级指标	二级指标	三级指标
(一)住院患者出院 31 天内再住院率	1. 住院患者出院当天再住院率	1. 住院患者出院当天再住院率
	2. 住院患者出院 2 ~ 15 天内再住院率	2. 住院患者出院 2 ~ 15 天内再住院率
	3. 住院患者出院 16 ~ 31 天内再住院率	3. 住院患者出院 16 ~ 31 天内再住院率
	4. 重点病种患者出院 31 天内再住院率	(1)不稳定型心绞痛患者出院 31 天内再住院率
		(2)脑出血患者出院 31 天内再住院率
		(3)急性心肌梗塞患者出院 31 天内再住院率
		(4)消化道出血患者出院 31 天内再住院率
		(5)脑梗塞患者出院 31 天内再住院率
		(6)肺炎患者出院 31 天内再住院率
	5. 重点手术患者出院 31 天内再住院率	(1)冠状动脉旁路移植术患者出院 31 天内再住院率
		(2)经皮冠状动脉介入治疗患者出院 31 天内再住院率
		(3)子宫切除术患者出院 31 天内再住院率
		(4)剖宫产手术产妇出院 31 天内再住院率
		(5)心脏瓣膜置换术患者出院 31 天内再住院率
		(6)脑血肿清除术患者出院 31 天内再住院率
(二)重返手术室再次手术发生率	1. 手术患者重返手术室再次手术总发生率	1. 手术患者重返手术室再次手术总发生率
	2. 重点手术患者重返手术室再次手术发生率	(1)冠状动脉旁路移植术患者重返手术室再次手术发生率
		(2)经皮冠状动脉介入治疗患者重返手术室再次手术发生率
		(3)脑血肿清除术患者重返手术室再次手术发生率
		(4)髋关节置换术患者重返手术室再次手术发生率
		(5)心脏瓣膜置换术患者重返手术室再次手术发生率
	3. 择期手术患者重返手术室再次手术发生率	3. 择期手术患者重返手术室再次手术发生率

（续表）

一级指标	二级指标	三级指标
（三）重症监护室患者转出后重返重症监护室总发生率	（三）重症监护室患者转出后重返重症监护室总发生率	（三）重症监护室患者转出后重返重症监护室总发生率
（四）经皮冠状动脉腔内成形术后同一天进行冠状动脉旁路移植术手术率	（四）经皮冠状动脉腔内成形术后同一天进行冠状动脉旁路移植术手术率	（四）经皮冠状动脉腔内成形术后同一天进行冠状动脉旁路移植术手术率

3. 医院感染类指标

医院感染类指标见表 2–4。

表 2–4 医院感染类指标

一级指标	二级指标	三级指标
（一）医院感染总发生率	（一）医院感染总发生率	
（二）与手术相关医院感染发生率	（二）与手术相关医院感染发生率	
（三）手术患者肺部感染发生率	（三）手术患者肺部感染发生率	
（四）新生儿患者医院感染发生率	（四）新生儿患者医院感染发生率	
（五）手术部位感染总发生率	（五）手术部位感染总发生率	
（六）择期手术患者医院感染发生率	1. 择期手术患者医院感染发生率	
	2. 择期手术患者肺部感染发生率	
（七）手术风险分级（NNIS 分级）手术部位感染率	（七）手术风险分级（NNIS 分级）手术部位感染率	
（八）重症监护室与中心静脉置管相关血液感染发生率	（八）重症监护室与中心静脉置管相关血液感染发生率	
（九）重症监护室中与呼吸机相关肺部感染发生率	（九）重症监护室中与呼吸机相关肺部感染发生率	
（十）重症监护室与导尿管相关泌尿系统感染发生率	（十）重症监护室与导尿管相关泌尿系统感染发生率	
（十一）与血液透析相关血液感染发生率	（十一）与血液透析相关血液感染发生率	

4. 手术并发症类指标

手术并发症类指标见表 2–5。

表 2–5 手术并发症类指标

一级指标	二级指标	三级指标
（一）手术患者并发症发生率		
（二）手术患者手术后肺栓塞发生率		
（三）手术患者手术后深静脉血栓发生率		
（四）手术患者手术后败血症发生率		
（五）手术患者手术后出血或血肿发生率		
（六）手术患者手术伤口裂开发生率		
（七）手术患者手术后猝死发生率		
（八）手术死亡患者手术并发症发生率		
（九）手术患者手术后呼吸衰竭发生率		
（十）手术患者手术后生理 / 代谢紊乱发生率		
（十一）手术患者麻醉并发症发生率		

5. 患者安全类指标

患者安全类指标见表 2–6。

表 2–6 患者安全类指标

<table>
<tr><th>一级指标</th><th>二级指标</th><th>三级指标</th></tr>
<tr><td>（一）住院患者压疮发生率</td><td>（一）住院患者压疮发生率</td><td></td></tr>
<tr><td>（二）新生儿产伤发生率</td><td>（二）新生儿产伤发生率</td><td></td></tr>
<tr><td>（三）阴道分娩产妇产伤发生率</td><td>（三）阴道分娩产妇产伤发生率</td><td></td></tr>
<tr><td rowspan="3">（四）输血输液反应发生率</td><td>（四）输血输液反应发生率</td><td></td></tr>
<tr><td>1. 输血反应发生率</td><td></td></tr>
<tr><td>2. 输液反应发生率</td><td></td></tr>
<tr><td>（五）手术过程中异物遗留发生率</td><td>（五）手术过程中异物遗留发生率</td><td></td></tr>
<tr><td>（六）医源性气胸发生率</td><td>（六）医源性气胸发生率</td><td></td></tr>
<tr><td>（七）医源性意外穿刺伤或撕裂伤发生率</td><td>（七）医源性意外穿刺伤或撕裂伤发生率</td><td></td></tr>
<tr><td rowspan="2">（八）医院内跌倒 / 坠床发生率及伤害严重程度</td><td>1. 医院内跌倒 / 坠床发生率</td><td></td></tr>
<tr><td>2. 指定伤害严重程度发生率</td><td></td></tr>
<tr><td>（九）剖宫产率</td><td>（九）剖宫产率</td><td></td></tr>
</table>

6. 医疗机构合理用药指标

医疗机构合理用药指标见表 2–7。

表 2–7 医疗机构合理用药指标

一级指标	二级指标	三级指标
（一）处方指标	1. 每次就诊人均用药品种数	1. 每次就诊人均用药品种数
	2. 每次就诊人均药费	2. 每次就诊人均药费
	3. 就诊使用抗菌药物的百分率	3. 就诊使用抗菌药物的百分率
	4. 就诊使用注射药物的百分率	4. 就诊使用注射药物的百分率
	5. 基本药物占处方用药的百分率	5. 基本药物占处方用药的百分率
（二）抗菌药物用药指标	1. 住院患者人均使用抗菌药物品种数	1. 住院患者人均使用抗菌药物品种数
	2. 住院患者人均使用抗菌药物费用	2. 住院患者人均使用抗菌药物费用
	3. 住院患者使用抗菌药物的百分率	3. 住院患者使用抗菌药物的百分率
	4. 抗菌药物使用强度	4. 抗菌药物使用强度
	5. 抗菌药物费用占药费总额的百分率	5. 抗菌药物费用占药费总额的百分率
	6. 抗菌药物特殊品种使用量占抗菌药物使用量的百分率	6. 抗菌药物特殊品种使用量占抗菌药物使用量的百分率
	7. 住院用抗菌药物患者病原学检查百分率	7. 住院用抗菌药物患者病原学检查百分率
（三）外科清洁手术预防用药指标	1. 清洁手术预防用抗菌药物百分率	1. 清洁手术预防用抗菌药物百分率
	2. 清洁手术预防用抗菌药物人均用药天数	2. 清洁手术预防用抗菌药物人均用药天数
	3. 接受清洁手术者，术前 0.5 ～ 2.0 小时内给药百分率	3. 接受清洁手术者，术前 0.5 ～ 2.0 小时内给药百分率
	4. 重点外科手术前 0.5 ～ 2.0 小时内给药百分率	1. 髋关节置换术前 0.5 ～ 2.0 小时内给药百分率
		2. 膝关节手术前 0.5 ～ 2.0 小时内给药百分率
		3. 子宫肌瘤切除术前 0.5 ～ 2.0 小时内给药百分率

7. 医院运行管理类指标

医院运行管理类指标见表 2–8。

表 2–8 医院运行管理类指标

一级指标	二级指标	三级指标
（一）资源配置	1. 实际开放床位	
	其中：重症医学科实际开放床位	
	急诊留观实际开放床位	
	2. 全院员工总数	
	卫生技术人员数	
	其中：医师数	
	护理人员数	
	医技人数	
	3. 医院医用建筑面积	
（二）工作负荷	1. 年门诊人次	
	健康体检人次	
	年急诊人次	
	留观人次	
	2. 年住院患者入院	
	出院例数	
	出院患者实际占用总床日	
	3. 年住院手术例数	
	年门诊手术例数	
（三）治疗质量	1. 手术冰冻与石蜡病理诊断符合率	
	2. 恶性肿瘤手术前诊断与术后病理诊断符合率	
	3. 患者放弃治疗自动出院率	
	4. 住院手术例数	
	死亡例数	
	5. 住院危重抢救例数	
	死亡例数	
	6. 急诊科危重抢救例数	
	死亡例数	
（四）工作效率	1. 出院患者平均住院日	
	2. 平均每张床位工作日	
	3. 床位使用率	
	4. 床位周转次数	

（续表）

一级指标	二级指标	三级指标
（五）患者负担	1. 每门诊人次费用（元）	
	其中药费（元）	
	2. 每住院人次费用（元）	
	其中药费（元）	
（六）资产运营	1. 流动比率	
	速动比率	
	2. 医疗收入 / 百元固定资产	
	3. 业务支出 / 百元业务收入	
	4. 资产负债率	
	5. 固定资产总值	
	6. 医疗收入中药品收入比率	
	医用材料收入比率	

二、指标指数的计算

回顾性分析评价指标，统计各指标权重、计算各个一级指标的指标指数，通过对比分析了解各指标指数的趋势：上升、持平、下降。指标指数用于医院间的横向质量评价，指数的趋势用于评价医院质量持续改进情况。区域医疗机构质量评价结果见表 2–9。

表 2–9 区域内医疗机构质量评价

医院名称	指标综合		死亡类指标		重返类指标		医院感染类指标		手术并发症类指标		患者安全类指标		合理用药指标		运行管理类指标	
	指数	趋势	指数	趋势	指数	趋势	指数	趋势	指数	趋势	指数	趋势	指数	趋势	指数	趋势
人民医院																
附一医院																
附二医院																
……																

第三章

医疗行为监管系统的功能设计

医疗行为监管系统包括诊疗行为监管、病历质量监管、护理行为监管、用药行为监管、院感监管、费用监管、运营监管、患者就医行为监管、医务人员行为监管、绩效考核等功能模块。

诊疗行为监管和护理行为监管是以就医对象进行的分类；用药行为监管、院感监管、费用监管、运营监管、患者就医行为监管、医务人员行为监管、绩效考核是依据应用业务的分类。

第一节 诊疗行为监管

包括检查检验与治疗监管、临床路径执行情况的监管等功能。

一、检查检验与治疗监管

检查检验与治疗监管的内容包括诊疗频次监管、诊疗组合监管、诊疗对象监管、诊疗结果监管和应查未查监管等功能。

1. 诊疗频次监管：提供设定诊疗频次正常范围的功能、设定相关病种病情的诊疗频次正常范围的功能；根据规范知识库的规则及时展现全院和各科室的诊疗频次的发生数、对超范围数值进行提示报警，包括单日频次超过常规、间隔日期异常等。有汇总统计功能，有从汇总统计数字“钻取”异常明细的功能。

2. 诊疗组合监管：提供设定异常诊疗组合的功能；根据规范知识库的规则及时展现全院和各科室的诊疗组合异常的发生数，对异常情况进行提示报警。有汇总统计功能，有从汇总统计数字“钻取”异常情况明细的功能。

3. 诊疗对象监管：提供设定某类对象不应有的诊疗项目的功能；根据规范知识库的规则及时展现全院和各科室的对象异常的发生次数，对异常情况进行提示报警。有汇总统计功能,有从汇总统计数字“钻取”异常情况明细的功能。

4. 诊疗结果监管：提供设定诊疗项目群体阳性值范围的功能；提供设定诊疗项目个体逻辑正常值范围的功能；根据规范评价当前诊疗行为的规范遵从度和诊疗行为的安全风险，提供可选定诊疗方案及其效果评价的功能；根据规范知识库的规则及时展现全院和各科室群体阳性值和个体逻辑异常情况，对异常情况进行提示报警。有汇总统计功能，有从汇总统计数字“钻取”异常情况明细的功能。

5. 应查未查监管：提供设定应查未查项目的功能，如入院检查应查三大常规，输血应查艾滋病、梅毒、乙型肝炎和丙型肝炎等；提供按规范知识库的规则及时展现全院和各科室应查未查的情况，对异常情况进行提示报警。有汇总统计功能，有从汇总统计数字“钻取”异常情况明细的功能。

二、临床路径执行情况的监管

1. 在院病人临床路径执行情况监管：提供获取全院、各科室、各经治医师的在院病人临床路径执行指标的功能，包括可入径人数、实际入径人数、正变异人数、负变异人数、退出人数和完成人数等指标。提供按规范知识库的规则对各病种临床路径的指标异常情况进行提示报警。提供按科室、经治医师和病种进行汇总统计和对比分析的功能，提供从汇总统计数字“钻取”异常指标明细的功能。

2. 出院病人临床路径执行情况统计：提供获取全院、各科室、各经治医师的出院病人临床路径执行指标的功能，包括可入径人数、实际入径人数、正变异人数、负变异人数和完成人数等指标。提供按规范知识库的规则，对各病种临床路径的指标进行统计分析对比。提供汇总统计和对比分析功能，提供从汇总统计数字“钻取”异常指标明细的功能。

第二节 病历质量监管

病历质量监管包括对病历的时限审核、逻辑性审核和关联性审核。时限审核是按国家有关规定设定各病历应完成的时限、设定不同病情时各文书应完成的时限。逻辑性审核是应用逻辑性审核规则对病历进行属性逻辑审核（如男性病人的病历中有妇科检查的描述）；时间逻辑审核（首次病程记录的入院时间与体温单中的入院时间不一致）；指标间逻辑审核（如成年人的身高与体重的不一致）。关联性审核是调用有关规范知识库的规则进行的审核，包括阳性指标或阳性体征关联病程记录、重要诊疗关联病程记录、用药停药关联病程记录等审核。病历的监管可分为病历环节质量监管和终末质量监管以及病历归档管理。

一、病历环节质量监管

提供按科室、按经治医师病历环节质量监管情况，包括每个病人的病历缺陷的个数、缺陷严重程度、名称，可直接展示缺陷的文书资料。按医院领导、管理部门、科室和经治医师的不同需求及时展现监管结果，提供统计、汇总、分类、排序和逐级“钻取”功能，提供对比分析功能，提供预警报警提示功能，提供管理缺陷纠正记录和环节质量的评分评级功能。有自动记录规范知识库应用效果及自适应更新完善的帮助功能。

二、病历终末质量监管

包括诊断管理、病案首页管理、出院记录管理、病历质量评级功能和归档管理功能。

1. 诊断管理

提供从出院病历中获取诊断及相关信息的功能，包括出院诊断与入院诊断、术后诊断、病理诊断的符合度及三日确诊情况。汇总统计全院和各科室的入院诊断符合率、术后诊断符合率、病理诊断符合率、三日确诊率。直观展现诊断符合情况，提示及报警低于阈值的诊断指标。

2. 病案首页管理

对病案首页进行审查并予报警提示，包括按时提交的提示、项目缺填提示、项目之间逻辑错误提示、项目与病程记录未对应的提示、输血或手术记录与病程记录未对应的提示。有汇总统计功能，有从汇总统计数字“钻取”缺陷明细的功能。

3. 出院记录管理

对出院记录进行审查并予报警提示，包括按时提交的提示、项目缺填提示、项目之间逻辑错误提示、项目与病程记录未对应的提示、重要诊疗项目未描述的提示、特殊药品使用未描述的提示。有汇总统计功能，有从汇总统计数字“钻取”缺陷明细的功能。

4. 病历质量评级功能

获取病历轻、中、重缺陷的数量，包括病历缺陷数、诊断缺陷数、治疗缺陷数、手术麻醉缺陷数、抢救缺陷数和院感缺陷数。根据设定的规则对病历质量进行自动评分与分级。有汇总统计功能，有从汇总统计数字“钻取”缺陷明细的功能。

三、病历归档管理

提供病历归档锁定功能，提供展现各科室、经治医生病历归档的汇总统计情况的功能，有逾期提示报警功能，有汇总统计、排序、对比分析功能，有从汇总数据“钻取”明细的功能。

第三节 护理行为监管

护理行为监管包括护理操作质量监管、护理安全监管、护理对象监管、护理绩效管理、护理文书质控等功能。

一、护理操作质量监管

提供获取全院、各科室、各护理人员的护理操作信息的功能，提供按规范知识库的规则统计护理操作质量指标的功能，包括住院病人护理操作、门诊病人护理操作、手术病人护理操作、医技病人护理操作质量等指标。按科室和操作人员提供护理质量指标的统计、汇总、分类、排序和逐级钻取功能，提供对比分析功能，提供预警报警提示功能。

二、护理安全监管

提供设定护理高危病人和护理安全事件的功能，有应用规则解析护理高危病人属性和护理安全事件的功能；根据规则评估护理行为的规范遵从度和护理安全风险，提供可选定护理方案及其效果评价的功能；根据规则及时展现全院和各科室护理高危病人（如可能跌倒、可能坠床、难免压疮、插管病人）的情况，展现全院和各科室护理安全事件发生的情况。对重要数值及情况进行提示报警。有汇总统计功能，有从汇总统计数字“钻取”有关数值及情况明细的功能。

三、护理对象监管

提供设定护理级别条件和设定护理对象属性（发热、输血、手术、介入治疗、输液）的功能，有应用规则解析护理对象属性的功能；根据规则及时展现全院和各科室不同级别护理的人数、特殊对象（发热、输血、手术、介入治疗、输液）的人数。对重要数值进行提示报警。有汇总统计功能，有从汇总统计数字“钻取”明细的功能。

四、护理绩效管理

提供设定护理绩效指标的功能，有应用规则解析护理绩效指标的功能；根据规则及时展现全院和各科室护理绩效的情况。对重要数值及情况进行提示报警。有汇总统计功能，有从汇总统计数字“钻取”有关数值及情况明细的功能。

五、护理文书质控

提供对各科室护理文书进行质控监管的功能，包括对体温单、专科监测单、护理记录单、手术及术后护理单、交接班记录和医嘱执行单等护理文书进行环节质控监管的功能，提供按规范知识库的规则进行文书完整性、时限性、逻辑性审核监管功能。提供重要指标的提示报警功能。提供汇总统计、查询、对比分析功能，从汇总统计数字“钻取”查看明细的功能。

第四节 用药行为监管

一、处方监管

根据《医院处方点评管理规范》要求获取处方信息，提供按规范知识库的规则提取处方评价指标，包括各科室平均每张处方用药品种数、抗菌药使用百分率、注射剂使用百分率、国家基本药物占处方用药的百分率、药品通用名占处方用药的百分率、平均每张处方金额和合理处方百分率等指标，根据规则统计合理处方数、不合理处方数（包括不规范处方数、用药不适宜处方数和超常处方数）等指标。提供指标异常情况的提示报警功能。提供按科室、医师和疾病的进行分类、汇总、统计、排序、对比分析功能，提供从汇总统计数字“钻取”明细的功能。

二、住院用药监管

提供获取住院用药信息的功能，提供按规范知识库的规则评估用药的规范遵从度和用药安全风险，提供可选定用药方案及其效果评价的功能；提供按规范知识库的规则提取临床用药指标，包括提取各类药品与病情的关联程度指标，贵重药品、辅助用药、抗肿瘤药物、激素的合规占比、频度及强度等指标，静脉输液使用率、每床日输液量等指标。提供指标异常情况的提示报警功能。提供按科室、医师和疾病的分类、汇总、统计、对比、排序功能，提供从汇总统计数字“钻取”明细的功能。

三、出院带药监管

提供获取出院带药信息的功能,可按规范知识库的规则提取出院带药指标,包括人均带药品种数和人均带药金额、基药占带药金额比例、带药品种数超规定的人数、带药金额超规定的人数、带药数量超规定的人数、带抗菌药的人数和带注射剂的人数等指标。对指标异常情况进行提示报警。提供按科室、医师和疾病的分类、汇总、统计、对比、排序功能，提供从汇总统计数字“钻取”明细的功能。

四、抗菌药物监管

提供获取抗菌药物信息的功能，可按规范知识库的规则提取抗菌药物使用指标，包括抗菌药物使用率与使用强度（DDDs），I类切口手术抗菌药物预防使用率，介入诊疗抗菌药物预防使用率，特殊使用级抗菌药物的使用率、使用强度，使用前的微生物送检率和使用后的微生物送检率，抗菌药物连续使用大于7天人数及比例等指标;各类抗菌药物的品种、剂型、品规数量及费用等指标。对指标异常情况进行提示报警。提供按科室、医师和疾病的分类、汇总、统计、对比、排序功能，提供从汇总统计数字“钻取”明细的功能。

五、临床用药负面清单的监管

可按规范知识库的规则定位符合临床用药负面清单对象，提取超范围用药指标，包括不需要输液对象输液占比等。对指标异常情况进行提示报警。提供按科室、医师和疾病的分类、汇总、统计、对比、排序功能，提供从汇总统计数字“钻取”明细的功能。

第五节 院感监管

一、综合性监管

提供设定院感综合性监测指标的功能，有应用规则解析监测指标的功能；

根据规则评估及预测院感风险；根据规则及时展现各科室院感监测情况，包括发热人数、可能院感人数、持续发热人数、白细胞增高人数、细菌培养阳性人数、手术切口感染人数等指标。统计计算包括医院感染病例漏报率、血管内导管相关血流感染发病率、呼吸机相关肺炎发病率、导尿管相关泌尿系感染发病率等指标。对重要指标及情况进行提示报警。有汇总统计、排序功能，有从汇总统计数字“钻取”有关指标明细的功能。

二、目标性监管

提供设定院感目标性监测指标的功能，有应用规则解析监测指标的功能；根据规则评估及预测院感风险；根据规则及时展现各科室院感监测情况，如重症监护病房医院感染监测、新生儿病房医院感染监测、手术部位感染监测、抗菌药物临床应用与细菌耐药性监测等。高危人群、高发感染部位等开展的医院感染及其危险因素的监测，提供按规范知识库的规则提取并自动计算感染途径及医院感染（例次）发病率、日医院感染（例次）发病率、病例（例次）感染发病率、手术部位感染发病率、不同危险指数手术部位感染发病率、外科医师感染发病专率、患者（例次）日感染发病率、器械相关感染发病率等指标。对重要指标及情况进行提示报警。有汇总统计、排序功能，有从汇总统计数字“钻取”有关指标明细的功能。

三、消毒与采样监管

提供设定消毒与采样检测指标的功能，有应用规则解析消毒与采样检测指标的功能；根据规则及时展现各单位环境消毒检测、消毒液检测、采样菌培等情况。对重要情况进行提示报警。有汇总统计、排序功能，有从汇总统计数字“钻取”有关情况明细的功能。

四、医院感染控制计划执行情况监管

设定医院感染控制计划及计划对应的指标，根据设定条件及规则解析和获取医院感染控制计划的执行情况，对异常情况进行提示报警。展现各单位医院感染控制计划执行情况，有汇总统计、排序功能，有从汇总统计数字“钻取”异常情况明细的功能。

第六节 费用监管

一、门诊费用监管

提供设定门诊费用指标的功能，按规范知识库的规则提取门诊费用指标，根据规则及时展现包括全院和各科室当日 / 昨日 / 上周 / 上月 / 本年度的次均费用、次均处方数、每张处方平均费用、大处方数及大处方比例，以及费用构成情况，包括检查、治疗、材料、药品、抗菌药品、国家基药占费用的比例等指标。提供费用趋势分析功能。对重要指标根据设定进行提示报警。有汇总统计功能，有从汇总统计数字“钻取”有关指标明细的功能。

二、住院费用监管

提供设定住院费用指标的功能，按规范知识库的规则提取住院费用指标；根据规则及时展现包括全院和各科室当日 / 昨日 / 上周 / 上月 / 本年度的人均费用、人均住院日、日均费用，以及费用构成情况，包括检查、治疗、材料、药品、抗菌药品、国家基药、贵重药品、特殊诊疗占费用的比例等指标。提供费用趋势分析功能。对重要指标根据设定进行提示报警。有汇总统计功能，有从汇总统计数字“钻取”有关指标明细的功能。

三、出院病人费用监管

提供设定出院病人费用指标的功能，按规范知识库的规则提取出院病人费用指标；根据规则及时展现包括全院和各科室当日 / 昨日 / 上周 / 上月 / 本年度的次均费用、次均住院日、日均费用，以及费用构成情况，包括检查、治疗、材料、药品、抗菌药品、国家基药、贵重药品、特殊诊疗占费用的比例等指标。提供费用趋势分析功能。对重要指标根据设定进行提示报警。有汇总统计功能，有从汇总统计数字“钻取”有关指标明细的功能。

四、特殊病种费用监管

提供设定特殊病种费用指标的功能，按规范知识库的规则提取特殊病种费用指标；根据规则及时展现包括全院和各科室当日/昨日/上周/上月/本年度特殊病种的次均费用、次均住院日、日均费用，以及费用构成情况，包括检查、治疗、材料、药品、抗菌药品、国家基药、贵重药品、特殊诊疗占费用的比例等指标。对提供费用趋势分析功能。重要指标根据设定进行提示报警。有汇总统计功能，有从汇总统计数字“钻取”有关指标明细的功能。

五、医保病人费用监管

提供设定各类医保病人费用指标的功能，按规范知识库的规则提取各类医保病人费用指标；根据规则及时展现包括全院和各科室当日/昨日/上周/上月/本年度各类医保病人的次均费用、次均住院日、日均费用，以及费用构成情况，包括政策内可报费用比例，检查、治疗、材料、药品、抗菌药品、国家基药、贵重药品、特殊诊疗占费用的比例等指标。提供费用趋势分析功能。对重要指标根据设定进行提示报警。有汇总统计功能,有从汇总统计数字“钻取”有关指标明细的功能。

第七节 运营监管

一、门诊运营监管

提供设定门诊运营指标的功能，按规范知识库的规则提取门诊运营指标；根据规则及时展现包括各科室门急诊人次、预约诊疗人次、留观人次、体检人次、抢救人次、死亡人数等指标；及时展现包括各单位当日/昨日/上周/上月/本年度的次均费用、次均处方数、每处方平均费用、大处方数及大处方比例，以及费用构成情况，包括检查、治疗、材料、药品、抗菌药品、国家基药占费用的比例等指标。提供运营效益分析评价功能，调整运营参数预测运营效益的功能。对重要指标根据设定进行提示报警。有汇总统计、排序功能，有不同各单位间的指标对比分析功能，不同时间维度的指标对比分析功能，有从汇总统计数字“钻取”有关指标明细的功能。

二、住院运营监管

提供设定住院运营指标的功能，按规范知识库的规则提取住院运营指标；根据规则及时展现包括各科室开放床位、病床周转率、出院人数、人均住院日、手术人次、介入治疗人次、死亡人数、CD 型病例数、实施重症监护人数、实施临床路径人数、法定传染病人数、院感人数等指标；及时展现包括各单位当日 / 昨日 / 上周 / 上月 / 本年度的人均费用、人均住院日、日均费用，以及费用构成情况，包括检查、治疗、材料、药品、抗菌药品、国家基药、贵重药品、特殊诊疗占费用的比例等指标。提供运营效益分析评价功能，调整运营参数预测运营效益的功能。对重要指标根据设定进行提示报警。有汇总统计、排序功能，有不同各单位间的指标对比分析功能，不同时间维度的指标对比分析功能，有从汇总统计数字“钻取”有关指标明细的功能。

三、出院病人监管

提供设定出院病人监管指标的功能，按规范知识库的规则提取出院病人监管指标；根据规则及时展现包括各科室当日 / 昨日 / 上周 / 上月 / 本年度的次均费用、次均住院日、日均费用，以及费用构成情况，包括检查、治疗、材料、药品、抗菌药品、国家基药、贵重药品、特殊诊疗占费用的比例等指标。提供运营效益分析评价功能，调整运营参数预测运营效益的功能。对重要指标根据设定进行提示报警。有汇总统计、排序功能，有从汇总统计数字“钻取”有关指标明细的功能。

第八节 患者就医行为监管

一、病人门诊就诊监管

提供设定病人门诊重复就诊指标的功能，按规范知识库的规则提取；根据规则及时展现病人门诊重复就诊指标，包括重复就诊频度、重复就诊与病情、诊断、费用、诊疗项目的关联情况等指标，对重要指标根据设定进行提示报警。有汇总统计功能，有从汇总统计数字“钻取”有关指标明细的功能。

病人门诊重返情况统计见表 3–1。

表 3–1 病人重返住院情况统计（单位：人数）

门诊重返就诊分类	人数	就诊次数				次均费用			
		—3 次	—5 次	—10 次	11 次—	—3 次	—5 次	—10 次	11 次—
1	2	3	4	5	6	7	8	9	10
2 日内重返									
3 日内重返									
5 日内重返									
一周内重返									
一月内重返									
三月内重返									
……									

重返：指时间段内大于等于 2 次。

二、病人住院行为监管

提供设定病人住院行为监管指标的功能，按规范知识库的规则提取病人住院行为监管指标；根据规则及时展现病人住院行为监管指标指标，包括出院后再次入院、再次入院与上次住院时间、费用、诊疗项目、出院时情况等指标。

病人重返住院情况统计见表 3–2。

表 3-2 病人重返住院情况统计（单位：人数）

重返住院分类	人数	住院次数				次均费用			
		—2 次	—3 次	—4 次	5 次—	—2 次	—3 次	—4 次	5 次—
7 日内重返									
15 日内重返									
一月内重返									
三月内重返									
半年内重返									
……									

重返：指时间段内大于等于 2 次。

第九节 医务人员行为监管

一、医师资质及执业范围监管

提供设定资质及执业范围指标的功能，按规范知识库的规则提取资质相关指标；根据规则及时展现资质及执业范围指标，包括无对应资质人员上岗报警提示、无对应资质的服务项目的提示与报警、无对应资质的手术的提示与报警、无对应资质使用药品的提示与报警。有汇总统计功能，有从汇总统计数字“钻取”有关指标明细的功能。

二、门诊医生服务情况监管

提供设定门诊医生服务指标的功能，按规范知识库的规则提取门诊医生服务指标；根据规则评价服务效益、安全风险；根据规则及时展现各科室、各医生服务指标，包括诊疗人次、次均费用、次均处方数、每处方平均费用、大处方数及大处方比例，抗菌药处方比例、注射剂使用比例，以及费用构成情况，包括检查、治疗、材料、药品、抗菌药品、国家基药占费用的比例、上报感染疾病人次等指标。对重要指标根据设定进行提示报警。有汇总统计功能，有从汇总统计数字“钻取”有关指标明细的功能。

三、住院医生服务情况监管

提供设定住院医生服务指标的功能，按规范知识库的规则提取；根据规则评价服务效益、安全风险；根据规则及时展现各科室、各住院医生服务指标，包括出院人次、次均费用、次均住院日、日均费用，以及费用构成情况，包括检查、治疗、材料、药品、抗菌药品、国家基药、贵重药品、特殊诊疗占费用的比例等指标。对重要指标根据设定进行提示报警。有汇总统计功能，有从汇总统计数字“钻取”有关指标明细的功能。

四、辅诊人员服务情况监管

提供设定辅诊人员服务指标的功能，按规范知识库的规则提取辅诊人员服务指标；根据规则及时展现各科室、各辅诊人员服务指标。对重要指标根据设定进行提示报警；根据规则评价服务效益、安全风险。有汇总统计功能，有从汇总统计数字“钻取”有关指标明细的功能。

第十节 绩效考核

一、医疗服务考核

提供设定医疗服务考核指标的功能，按规范知识库的规则提取医疗服务考核指标；根据规则及时展现各科室当日 / 昨日 / 上周 / 上月 / 本年度 / 同期对比的门诊人次、急诊人次、住院患者入院人次、由下级医院直接转诊入院例数、住院患者出院例数、住院患者死亡与自动出院例数、CD 型病例例数、疑难病症例数、住院手术人次、手术死亡率、住院介入治疗人次、住院危重抢救例数、住院危重抢救成功率、急诊科危重抢救例数、急诊科危重抢救成功率、新生儿患者住院死亡率等指标。对重要指标根据设定进行提示报警。有汇总统计、排序功能，有不同科室间的指标对比分析功能，不同时间维度的指标对比分析功能，有从汇总统计数字“钻取”有关指标明细的功能。

二、医疗安全考核

提供设定医疗安全考核指标的功能，按规范知识库的规则提取医疗安全考核指标；根据规则评价预测医疗安全风险；根据规则及时展现各科室当日/昨日/上周/上月/本年度/同期对比的住院患者压疮发生率、医院内跌倒发生率、医院坠床发生率、留置管脱落发生率、择期手术后并发症发生率、产伤发生率、用药错误致患者死亡发生率、输血/输液反应发生率、手术过程中异物遗留发生率、医源性气胸发生率、医源性意外穿刺伤或撕裂伤发生率、院感发生率等指标。对重要指标根据设定进行提示报警。有汇总统计、排序功能，有不同科室间的指标对比分析功能，不同时间维度的指标对比分析功能，有从汇总统计数字“钻取”有关指标明细的功能。

三、运营绩效考核

提供设定运营绩效考核指标的功能，按规范知识库的规则提取运营绩效考核指标；根据规则评价区运营绩效，提供调整运营参数预测运营效益的功能；根据规则及时展现各科室当日/昨日/上周/上月/本年度/同期对比的实有床位数、开放床日数、占用床日数、平均每张床位工作日、床位使用率、床位周转次数、出院患者实际占用总床日，医疗收入/百元固定资产、业务支出/百元业务收入、医疗收入中药品收入、医用材料收入比率等指标。对重要指标根据设定进行提示报警。有汇总统计、排序功能，有不同科室间的指标对比分析功能，不同时间维度的指标对比分析功能，有从汇总统计数字“钻取”有关指标明细的功能。

四、费用控制考核

提供设定费用控制指标的功能，按规范知识库的规则提取费用控制指标；根据规则及时展现各科室当日/昨日/上周/上月/本年度/同期对比的门诊人次费用、门诊人次药费、住院人次费用、住院人次药费、药占比例、百元医疗收入中消耗的卫生材料占比、出院患者平均住院日等指标。对重要指标根据设定进行提示报警。有汇总统计、排序功能，有不同科室间的指标对比分析功能，不同时间维度的指标对比分析功能，有从汇总统计数字“钻取”有关指标明细的功能。

五、医务人员绩效考核

提供将医疗服务、医疗安全、运行绩效、费用控制等指标按科室和医务人员归类汇总功能。如各科室的出院病人数、病床周转率；医师日均担负住院床日数；住院重症病人比例、死亡人数；病历的按时完成率、平均每病人病历逻辑错数、终末病历甲级率、终末病历合格率；住院各病种的次均费用、医保目录外药品占比、医保目录外卫生材料占比；手术人次、三四级手术占比、手术患者重返手术室再次手术总发生率、手术患者围手术期住院死亡率、择期手术术前平均住院日、I类切口甲级愈合率、介入治疗人次；抗菌药物使用率、抗菌药物使用强度（DDDs）、院感人数；实施临床路径人次、人均使用特殊诊疗项目次、特殊诊疗项目阳性率等指标。对重要指标根据设定进行提示报警。有汇总统计功能，有从汇总统计数字“钻取”有关指标明细的功能。

第四章

医疗行为监管系统的科室应用设计

医疗行为监管系统的科室应用包括院领导应用、医务科应用、质控科应用、医保办应用、药采办应用、护理部应用、院感科应用、物价办应用、财务科应用、监察办应用、经管办应用和人力资源部应用。系统为每个用户提供一个信息量高度浓集、直观明了的“一屏尽览”的界面，提供信息的汇总、分类、排序及对比统计分析功能，提供逐级钻取到数据明细的功能，提供展示界面和表格的自由配置功能，为职能管理部门提供准确、高效、简单、灵活的信息技术支持。

第一节 院领导应用

一、院领导应用功能说明

包括医院运营监管、医疗服务监管、医疗保障监管、药品监管、绩效监管等功能。

二、院领导应用示例

软件为医院领导配置一个“一屏尽览”的界面，将领导最为关注的信息集中在该界面上，并提供各数据项的“下钻”功能。

“一屏尽览”的界面及医疗服务监管统计情况见图 4-1 ~ 4-2。

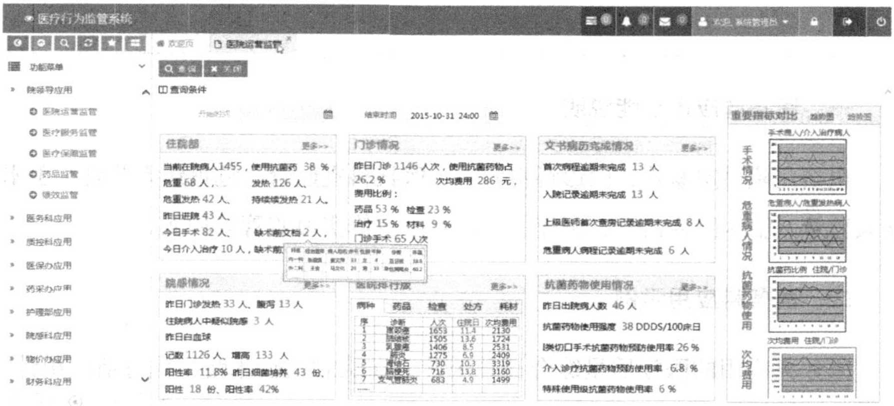

图 4–1 “一屏尽览”热点信息

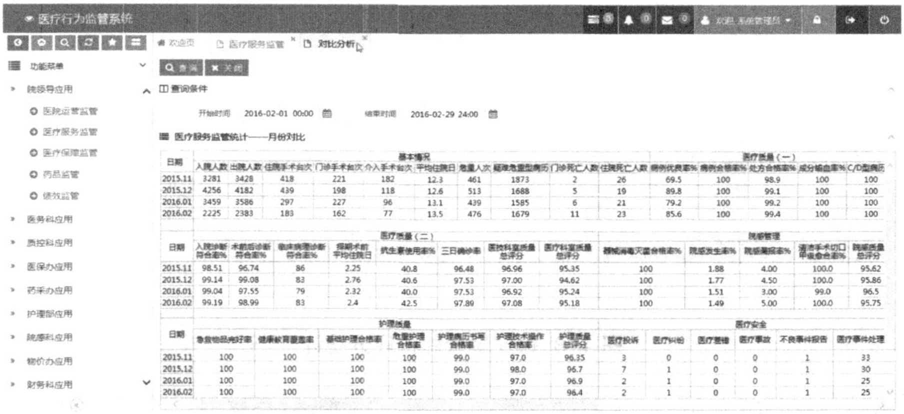

日期	基本情况										医疗质量（一）				
	入院人数	出院人数	住院手术台次	门诊手术台次	介入手术台次	平均住院日	危重人次	疑难危重型病历	门诊死亡人数	住院死亡人数	病例优良率%	病例合格率%	处方合格率%	成分输血率%	C/D型病历
2015.11	3281	3428	418	221	182	12.3	461	1873	2	26	69.5	100	98.9	100	100
2015.12	4256	4182	439	198	118	12.6	513	1688	5	19	89.8	100	99.1	100	100
2016.01	3459	3586	297	227	96	13.1	439	1585	6	21	79.2	100	99.2	100	100
2016.02	2225	2383	183	162	77	13.5	476	1679	11	23	85.6	100	99.4	100	100

日期	医疗质量（二）								院感管理				
	入院诊断符合率%	术前后诊断符合率%	临床病理诊断符合率%	择期术前平均住院日	抗生素使用率%	三日确诊率	医技科室质量总评分	医疗科室质量总评分	器械消毒灭菌合格率%	院感发生率%	院感漏报率%	清洁手术切口甲级愈合率%	院感质量总评分
2015.11	98.51	96.74	86	2.25	40.8	96.48	96.96	95.35	100	1.88	4.00	100.0	95.62
2015.12	99.14	99.08	83	2.76	40.6	97.53	97.00	94.62	100	1.77	4.50	100.0	95.86
2016.01	99.04	97.55	79	2.32	40.0	97.53	96.92	95.24	100	1.51	3.00	99.0	96.5
2016.02	99.19	98.99	83	2.4	42.5	97.89	97.08	95.18	100	1.49	5.00	100.0	95.75

日期	护理质量							医疗安全					
	急救物品完好率	健康教育覆盖率	基础护理合格率	危重护理合格率	护理病历书写合格率	护理技术操作合格率	护理质量总评分	医疗投诉	医疗纠纷	医疗差错	医疗事故	不良事件报告	医疗事件处理
2015.11	100	100	100	100	99.0	97.0	96.35	3	0	0	0	1	33
2015.12	100	100	100	100	99.0	98.0	96.7	7	1	0	0	1	30
2016.01	100	100	100	100	99.0	97.0	96.9	2	1	0	0	1	25
2016.02	100	100	100	100	99.0	97.0	96.4	2	1	0	0	1	25

图 4–2 医疗服务监管统计—月份对比

第二节 医务科应用

一、医务科应用功能说明

包括住院科室监管、门诊科室监管、医技科室监管、危重病人监管、手术病人监管、临床路径监管、医疗质量监管、进修实习监管等功能。

二、医务科应用示例

医务科应用的医疗质量综合评分统计、在院病人临床路径执行情况统计、出院病人临床路径执行情况统计见图 4–3 ～ 4–5。

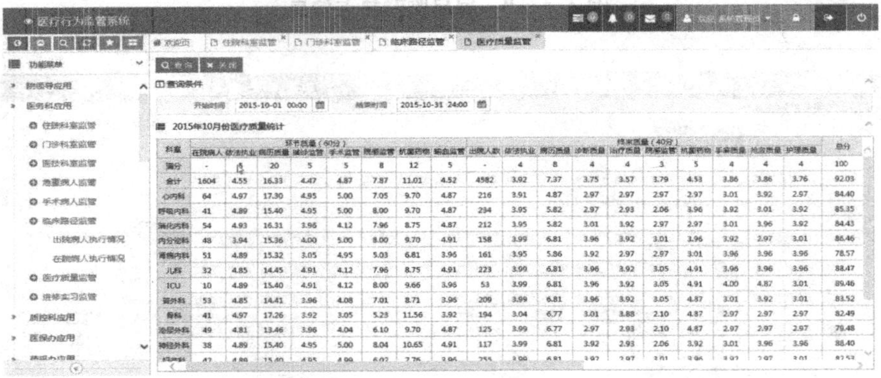

图 4–3 医疗质量综合评分统计

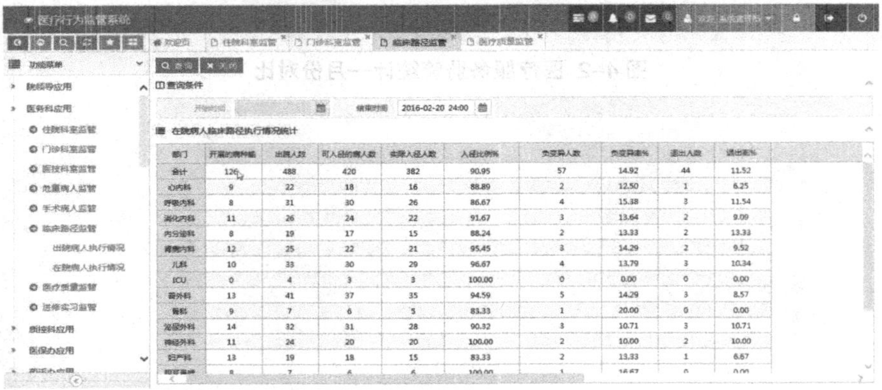

图 4–4 在院病人临床路径执行情况统计

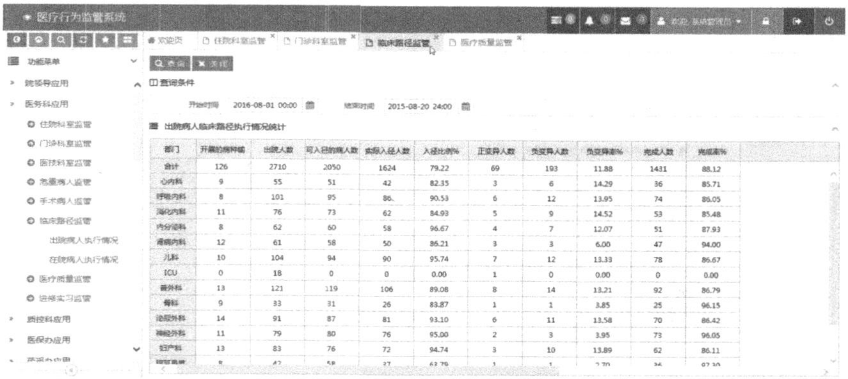

图 4–5 出院病人临床路径执行情况统计

第三节 质控科应用

一、质控科应用功能说明

包括环节病历质量管理、终末病历质量管理、病历归档管理、抗菌药物管理、辅助用药管理、肿瘤用药管理、药品负面清单管理等功能。

二、质控科应用示例

质控科应用的环节病历质量管理、终末病历质量管理等见图 4–6 ~ 4–12。

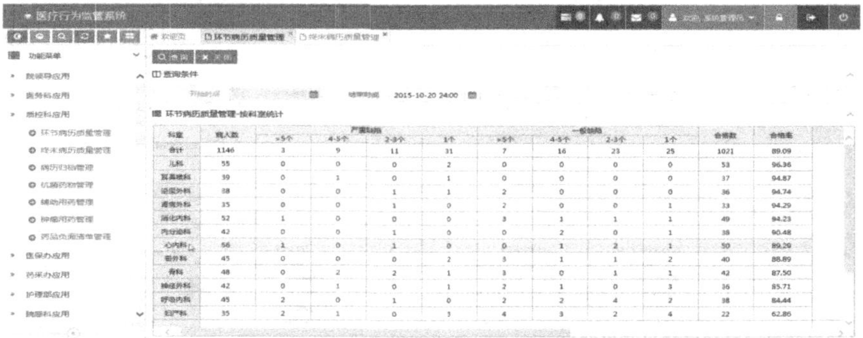

图 4–6 环节病历质量—按科室统计

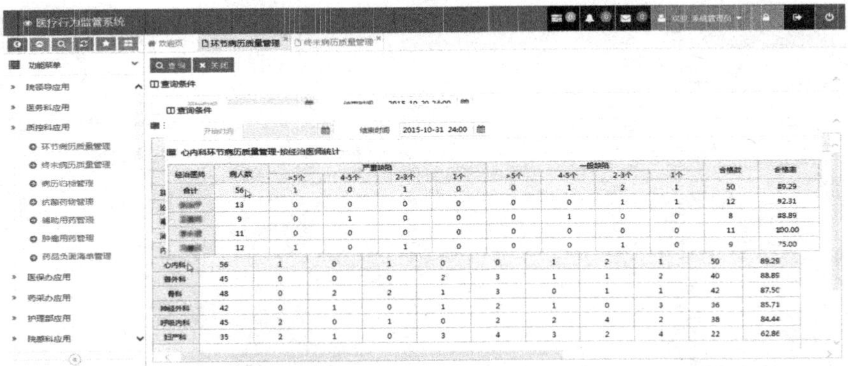

图 4–7 环节病历质量管理—按科室统计—按经治医师统计—到病人

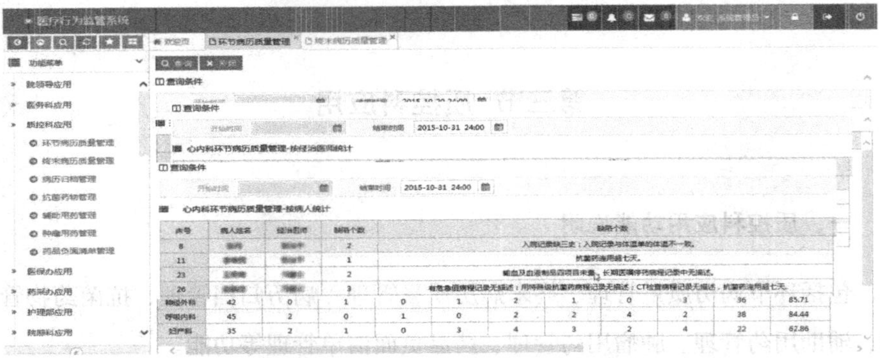

图 4–8 环节病历质量管理—按科室统计—到病人病历

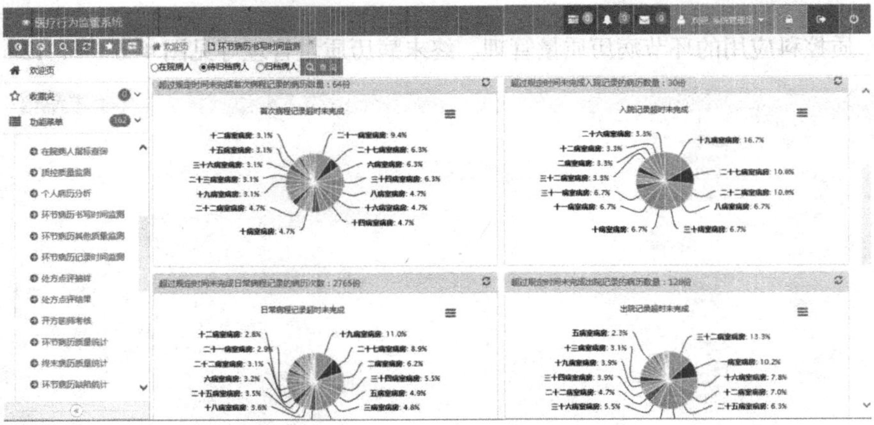

图 4–9 环节病历书写时间监测

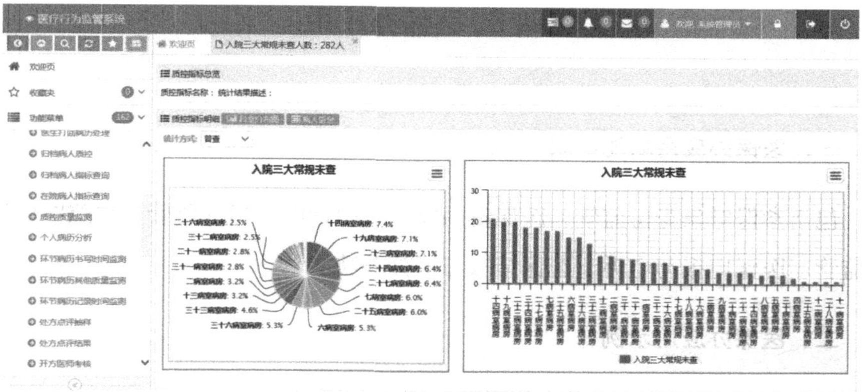

图 4-10 环节病历质量管理—入院三大常规未查统计

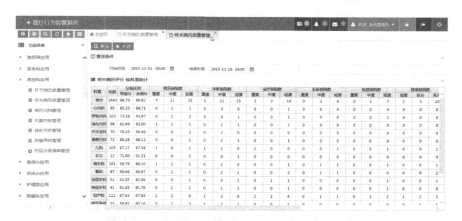

图 4-11 终末病历评分—按科室统计

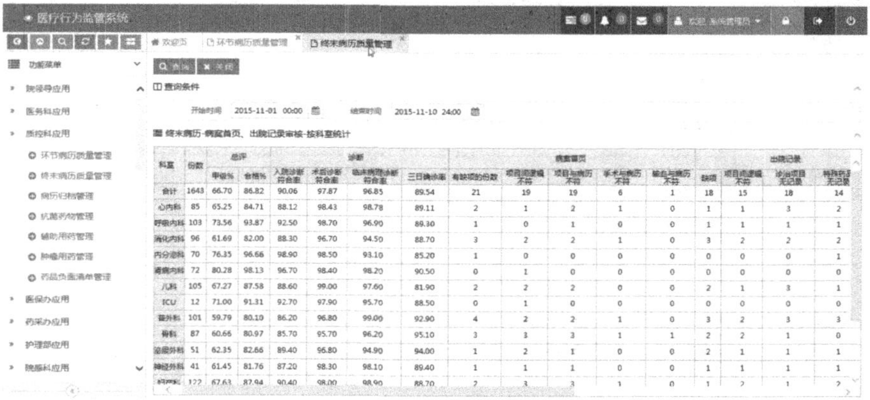

图 4-12 终末病历—病案首页、出院记录审核—按科室统计

第四节 医保办应用

一、医保办应用功能说明

包括参保对象身份监管、医保费用监管、门诊医保指标监管、住院医保指标监管、医保申报与申诉、医保结报与清算等功能。

二、医保办应用示例

医保费用、指标及质量监管情况见图 4–13 ~ 4–15。

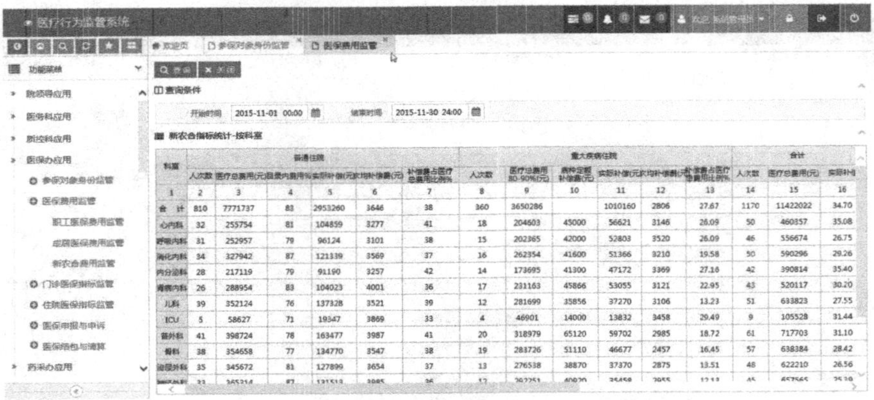

新农合指标统计-按科室

科室	普通住院						重大疾病住院						合计		
	人次数	医疗总费用(元)	目录内费用%	实际补偿(元)	次均补偿费(元)	补偿费占医疗总费用比例%	人次数	医疗总费用80-90%(元)	病种定额补偿费(元)	实际补偿(元)	次均补偿费(元)	补偿费占医疗总费用比例%	人次数	医疗总费用(元)	实际补偿
1	2	3	4	5	6	7	8	9	10	11	12	13	14	15	16
合 计	810	7771737	83	2953260	3646	38	360	3650286		1010160	2806	27.67	1170	11422022	34.70
心内科	32	255754	81	104859	3277	41	18	204603	45000	56621	3146	26.09	50	460357	35.08
呼吸内科	31	252957	79	96124	3101	38	15	202365	42000	52803	3520	26.09	46	556674	26.75
消化内科	34	327942	87	121339	3569	37	16	262354	41600	51366	3210	19.58	50	590296	29.26
内分泌科	28	217119	79	91190	3257	42	14	173695	41300	47172	3369	27.16	42	390814	35.40
肾病内科	26	288954	83	104023	4001	36	17	231163	45866	53055	3121	22.95	43	520117	30.20
儿科	39	352124	76	137328	3521	39	12	281699	35856	37270	3106	13.23	51	633823	27.55
ICU	5	58627	71	19347	3869	33	4	46901	14000	13832	3458	29.49	9	105528	31.44
普外科	41	398724	78	163477	3987	41	20	318979	65120	59702	2985	18.72	61	717703	31.10
骨科	38	354658	77	134770	3547	38	19	283726	51110	46677	2457	16.45	57	638384	28.42
泌尿外科	35	345672	81	127899	3654	37	13	276538	38870	37370	2875	13.51	48	622210	26.56

图 4–13 医保费用监管—新农合指标统计—按科室

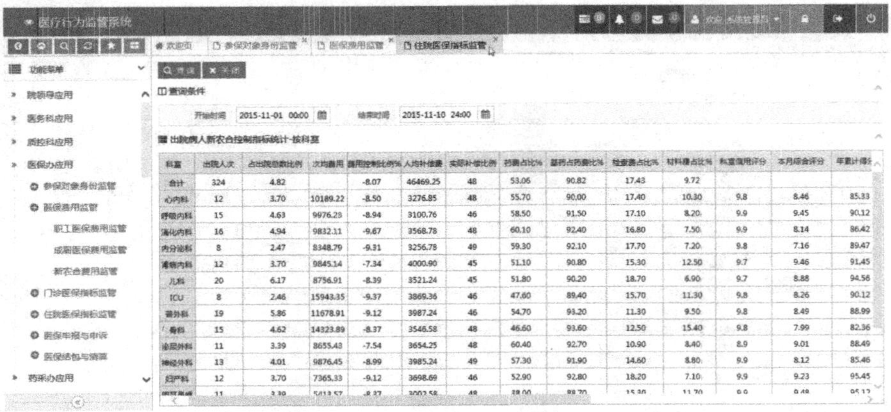

出院病人新农合控制指标统计-按科室

科室	出院人次	占出院总数比例	次均费用	费用控制比例%	人均补偿费	实际补偿比例	药费占比%	基药占药费比%	检查费占比%	材料费占比%	科室信用评分	本月综合评分	年累计得分
合计	324	4.82		-8.07	46469.25	48	53.06	90.82	17.43	9.72			
心内科	12	3.70	10189.22	-8.50	3276.85	48	55.70	90.00	17.40	10.30	9.8	8.46	85.33
呼吸内科	15	4.63	9976.23	-8.94	3100.76	46	58.50	91.50	17.10	8.20	9.9	9.45	90.12
消化内科	16	4.94	9832.11	-9.67	3568.78	48	60.10	92.40	16.80	7.50	9.9	8.14	86.42
内分泌科	8	2.47	8348.79	-9.31	3256.78	49	59.30	92.10	17.70	7.20	9.8	7.16	89.47
肾病内科	12	3.70	9845.14	-7.34	4000.90	45	51.10	90.80	15.30	12.50	9.7	9.46	91.45
儿科	20	6.17	8756.91	-8.39	3521.24	45	51.80	90.20	18.70	6.90	9.7	8.88	94.56
ICU	8	2.46	15943.35	-9.37	3869.36	46	47.60	89.40	15.70	11.30	9.8	8.26	90.12
普外科	19	5.86	11678.91	-9.12	3987.24	46	54.70	93.20	11.30	9.50	9.8	8.49	88.99
骨科	15	4.62	14323.89	-8.37	3546.58	48	46.60	93.60	12.50	15.40	9.8	7.99	82.36
泌尿外科	11	3.39	8655.43	-7.54	3654.25	48	60.40	92.70	10.90	8.40	8.9	9.01	88.49
神经外科	13	4.01	9876.45	-8.99	3985.24	49	57.30	91.90	14.60	8.80	9.9	8.12	85.46
妇产科	12	3.70	7365.33	-9.12	3698.69	46	52.90	92.80	18.20	7.10	9.9	9.23	95.45

图 4–14 住院医保指标监管—出院病人新农合控制指标统计—按科室

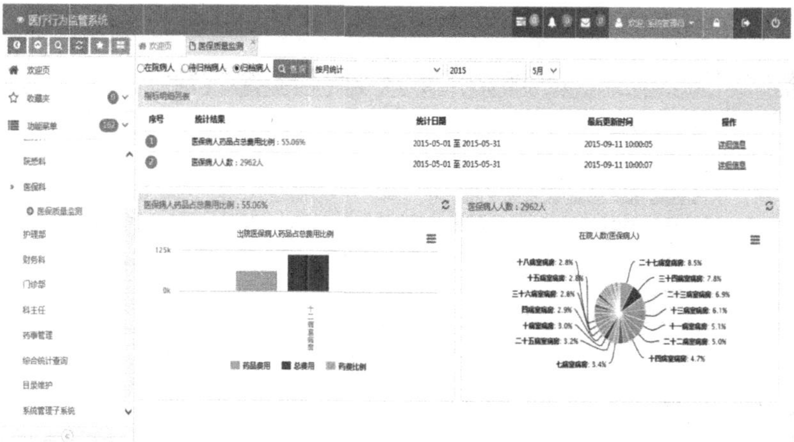

图 4–15 医保质量管理

第五节 药采办应用

一、药采办应用功能说明

包括采购监管、库存监管、销售监管、住院用药监管、门诊用药监管、特殊品种监管等功能。

二、药采办应用示例

住院用药监管、抗菌药物使用情况见图 4–16 ~ 4–18。

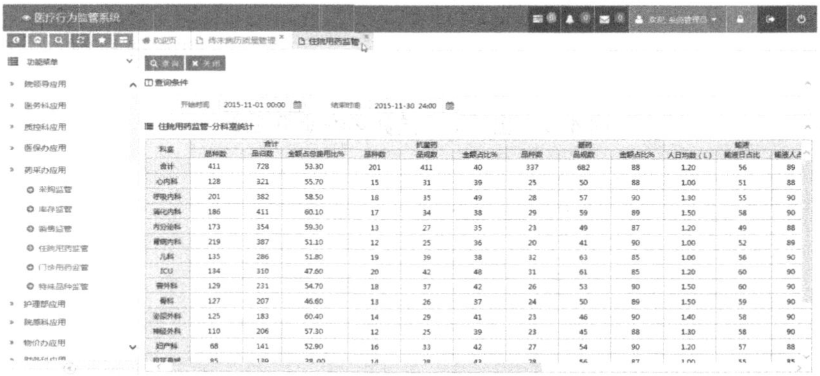

图 4–16 住院用药监管—按科室统计

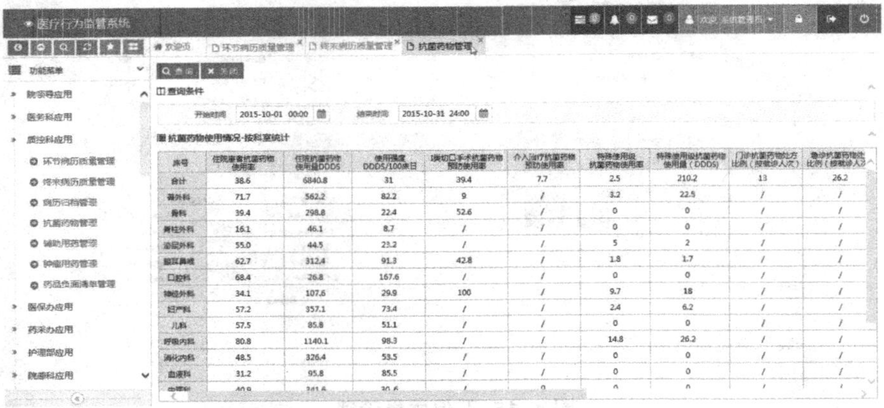

图 4–17 抗菌药物使用情况—按科室统计

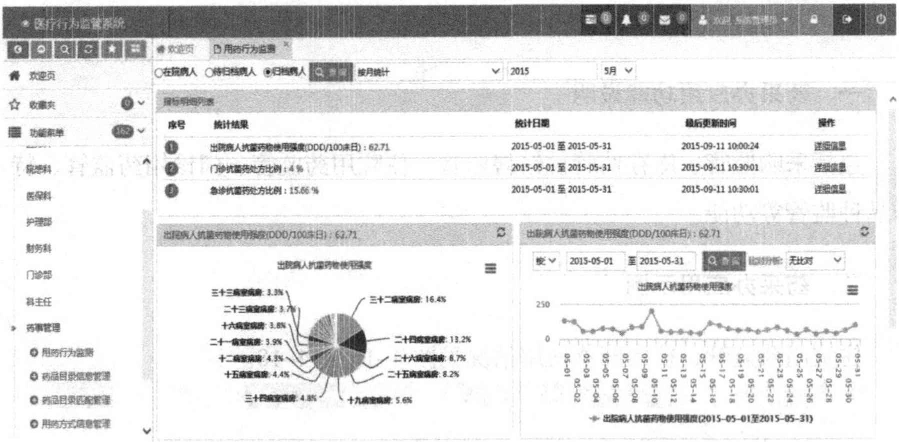

图 4–18 出院病人抗菌药物使用强度

第六节 护理部应用

一、护理部应用功能说明

包括住院部护理监管、门诊部护理监管、医技科护理监管、护理文书监管、护理安全监管、护理绩效管理等功能。

二、护理部应用示例

住院部护理监管、质量监测、安全监管的应用见图 4–19 ~ 4–21。

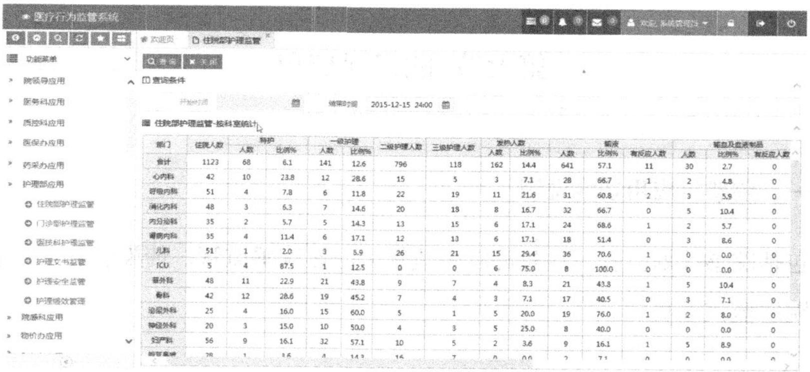

图 4–19 住院部护理监管—按科室统计

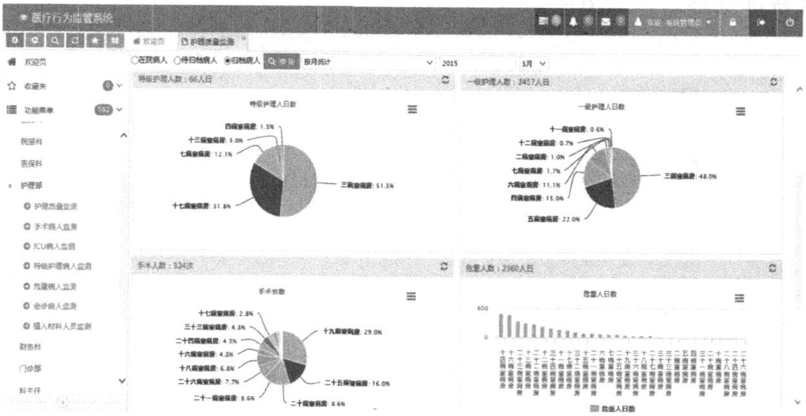

图 4–20 护理质量监测

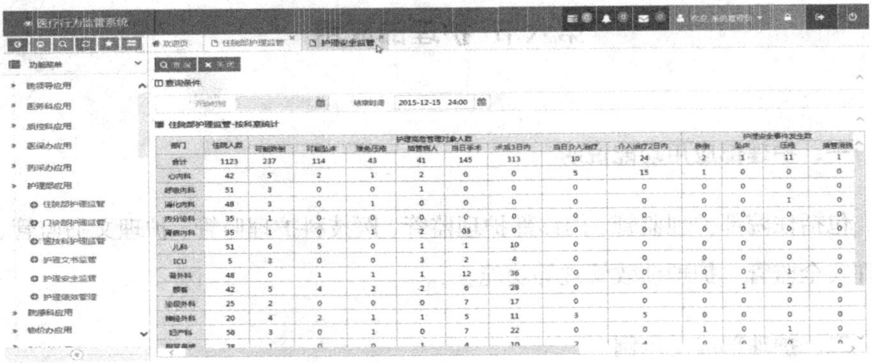

图 4–21 护理安全监管

第七节 院感科应用

一、院感科应用功能说明

包括院感计划监管、住院部院感监管、门诊院感监管、传染病监管、重点部门院感监控等功能。

二、院感科应用示例

住院部院感监管见图 4–22 ～ 4–24。

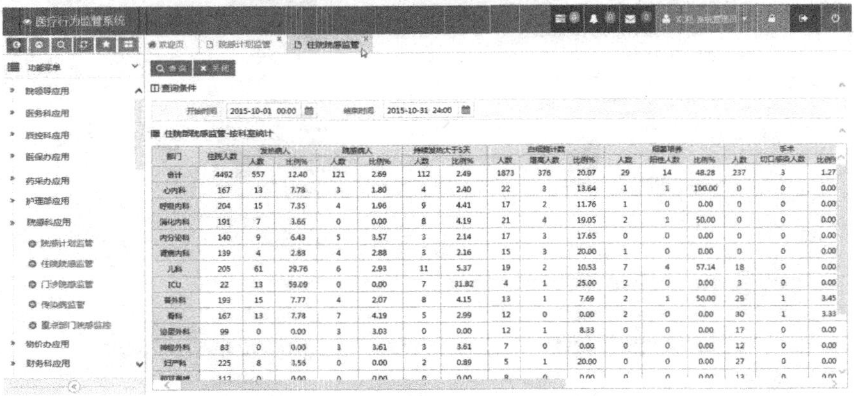

图 4–22 住院部院感监管—按科室统计

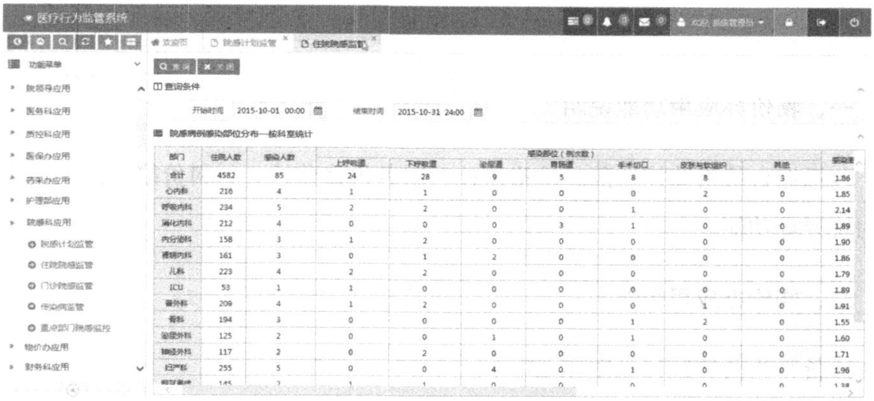

图 4-23 住院院感监管—院感病例感染部位分布—按科室统计

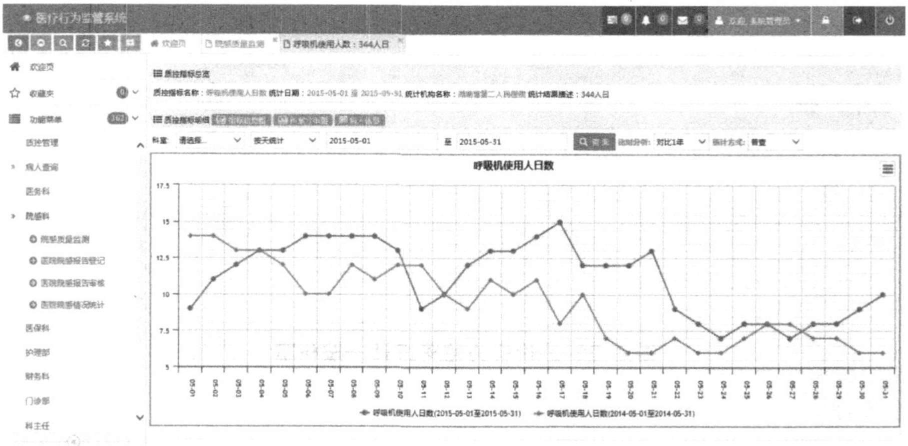

图 4-24 住院院感监管—呼吸机使用情况

第八节 物价办应用

一、物价办应用功能说明

包括综合价格监控、药品价格监控、服务价格监控、材料价格监控、违价行为统计等功能。

二、物价办应用示例

违价行为监管统计见图 4–25。

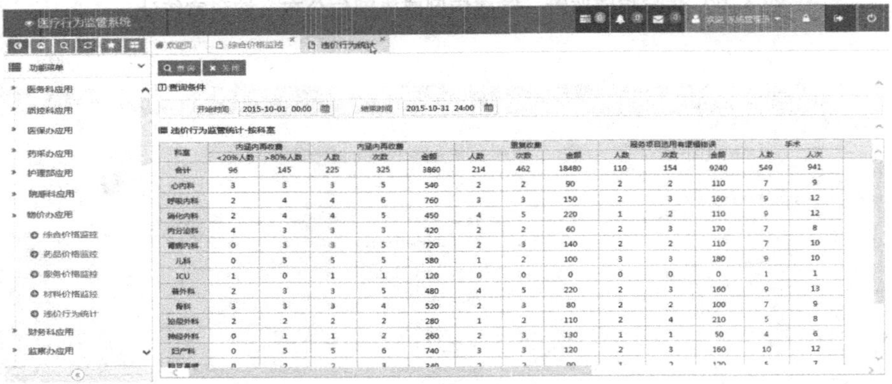

科室	内涵内再收费		内涵内再收费			重复收费			服务项目选用有逻辑错误			手术	
	<20%人数	>80%人数	人数	次数	金额	人数	次数	金额	人数	次数	金额	人数	人次
合计	96	145	225	325	3860	214	462	18480	110	154	9240	549	941
心内科	3	3	3	5	540	2	2	90	2	2	110	7	9
呼吸内科	2	4	4	6	760	3	3	150	2	3	160	9	12
消化内科	2	4	4	5	450	4	5	220	1	2	110	9	12
内分泌科	4	3	3	3	420	2	2	60	2	3	170	7	8
肾病内科	0	3	3	5	720	2	3	140	2	2	110	7	10
儿科	0	5	5	5	580	1	2	100	3	3	180	9	10
ICU	1	0	1	1	120	0	0	0	0	0	0	1	1
普外科	2	3	3	5	480	4	5	220	2	3	160	9	13
骨科	3	3	3	4	520	2	3	80	2	2	100	7	9
泌尿外科	2	2	2	2	280	1	2	110	2	4	210	5	8
神经外科	0	1	1	2	260	2	3	130	1	1	50	4	6
妇产科	0	5	5	6	740	3	3	120	2	3	160	10	12

图 4–25 违价行为监管统计—按科室

第九节 财务科应用

一、财务科应用功能说明

包括医疗收入监管、药品收支监管、材料收支监管、物资设备监管、医保收付监管等功能。

二、财务科应用示例

住院科室医疗收入统计见图 4–26 ～ 4–28。

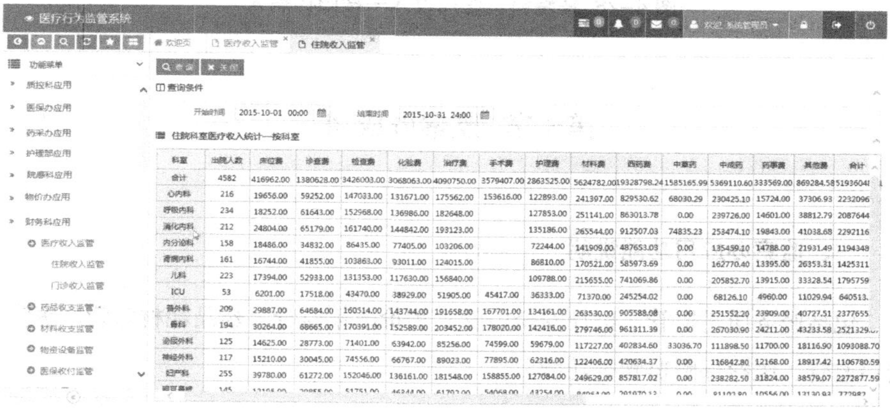

图 4–26 住院科室医疗收入统计—按科室

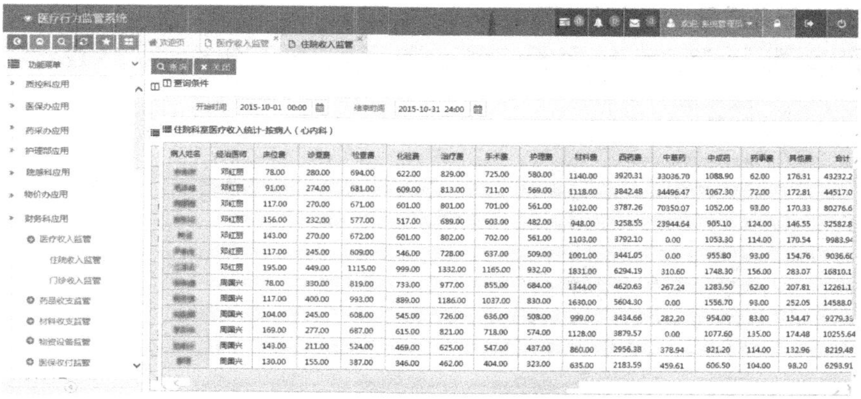

图 4–27 住院科室医疗收入统计—按病人

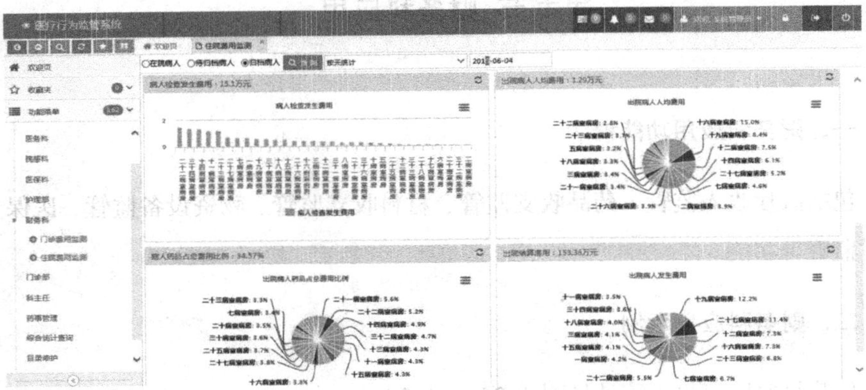

图 4-28 住院科室医疗收入—按归档病人

第十节 监察办应用

一、监察办应用功能说明

包括服务质量监管、医疗安全监管、物价政策监管、药品耗材监管、医疗费用监管、医疗保障监管等功能。

二、监察办应用示例

住院服务质量指标统计见图 4-29。

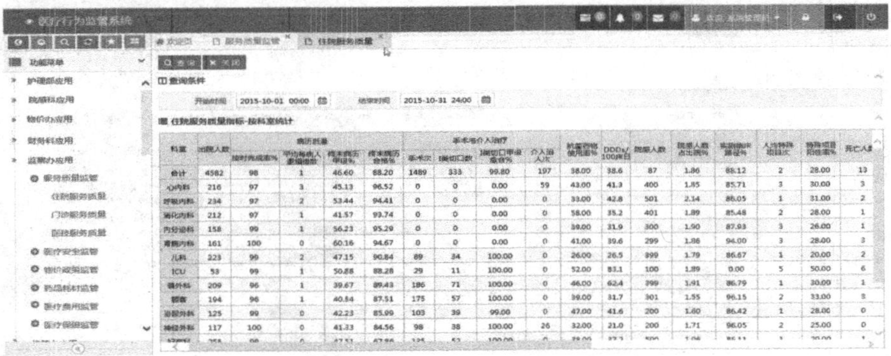

图 4-29 住院服务质量指标—按科室统计

第十一节 经管办应用

一、经管办应用功能说明

包括任务计划管理、业务收入核算、成本分摊管理、绩效考核管理、经济指标监管等功能。

二、经管办应用示例

绩效考核管理情况见图 4-30 ～ 4-31。

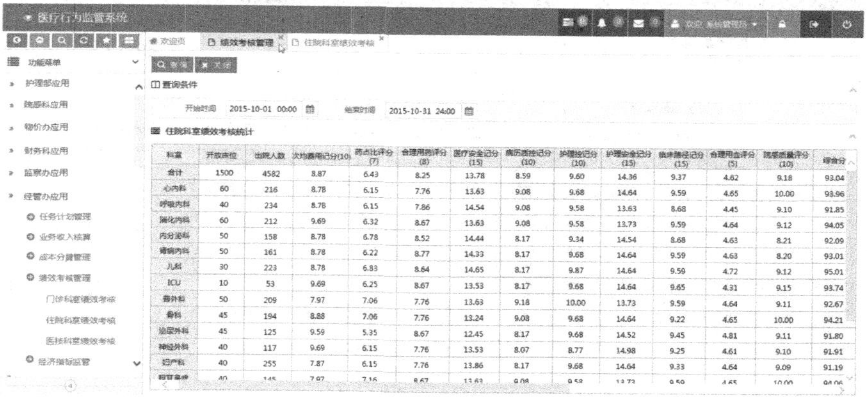

科室	开放床位	出院人数	次均费用记分(10)	药占比评分(7)	合理用药评分(8)	医疗安全记分(15)	病历质控记分(10)	护理控记分(10)	护理安全记分(15)	临床路径记分(15)	合理用血评分(5)	院感质量评分(10)	综合分
合计	1500	4582	8.87	6.43	8.25	13.78	8.59	9.60	14.36	9.37	4.62	9.18	93.04
心内科	60	216	8.78	6.15	7.76	13.63	9.08	9.68	14.64	9.59	4.65	10.00	93.96
呼吸内科	40	234	8.78	6.15	7.86	14.54	9.08	9.58	13.63	8.68	4.45	9.10	91.85
消化内科	60	212	9.69	6.32	8.67	13.63	9.08	9.58	13.73	9.59	4.64	9.12	94.05
内分泌科	50	158	8.78	6.78	8.52	14.44	8.17	9.34	14.54	8.68	4.63	8.21	92.09
肾病内科	50	161	8.78	6.22	8.77	14.33	8.17	9.68	14.64	9.59	4.63	8.20	93.01
儿科	30	223	8.78	6.83	8.64	14.65	8.17	9.87	14.64	9.59	4.72	9.12	95.01
ICU	10	53	9.69	6.25	8.67	13.53	8.17	9.68	14.64	9.65	4.31	9.15	93.74
普外科	50	209	7.97	7.06	7.76	13.63	9.18	10.00	13.73	9.59	4.64	9.11	92.67
骨科	45	194	8.88	7.06	7.76	13.24	9.08	9.68	14.64	9.22	4.65	10.00	94.21
泌尿外科	45	125	9.59	5.35	8.67	12.45	8.17	9.68	14.52	9.45	4.81	9.11	91.80
神经外科	40	117	9.69	6.15	7.76	13.53	8.07	8.77	14.98	9.25	4.61	9.10	91.91
妇产科	40	255	7.87	6.15	7.76	13.86	8.17	9.68	14.64	9.33	4.64	9.09	91.19
[illegible]	40	145	7.97	7.16	8.67	13.63	9.08	9.58	13.73	9.59	4.65	10.00	94.06

图 4-30 绩效考核管理—住院科室绩效考核统计

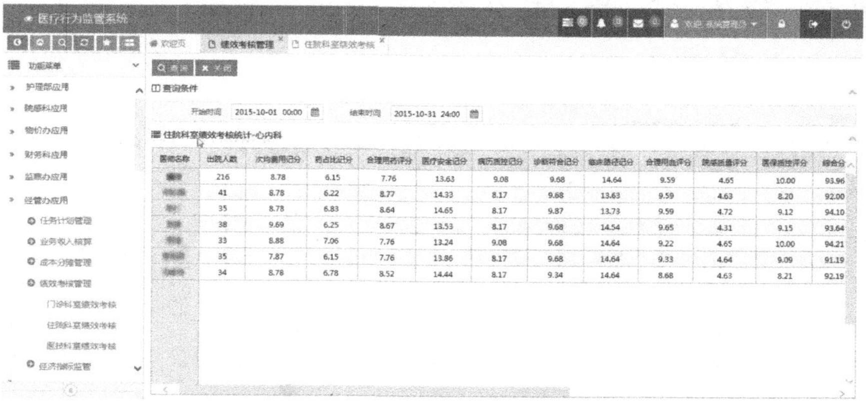

医师名称	出院人数	次均费用记分	药占比记分	合理用药评分	医疗安全记分	病历质控记分	诊断符合记分	临床路径记分	合理用血评分	院感质量评分	医保质控评分	综合分
[illegible]	216	8.78	6.15	7.76	13.63	9.08	9.68	14.64	9.59	4.65	10.00	93.96
[illegible]	41	8.78	6.22	8.77	14.33	8.17	9.68	13.63	9.59	4.63	8.20	92.00
[illegible]	35	8.78	6.83	8.64	14.65	8.17	9.87	13.73	9.59	4.72	9.12	94.10
[illegible]	38	9.69	6.25	8.67	13.53	8.17	9.68	14.54	9.65	4.31	9.15	93.64
[illegible]	33	8.88	7.06	7.76	13.24	9.08	9.68	14.64	9.22	4.65	10.00	94.21
[illegible]	35	7.87	6.15	7.76	13.86	8.17	9.68	14.64	9.33	4.64	9.09	91.19
[illegible]	34	8.78	6.78	8.52	14.44	8.17	9.34	14.64	8.68	4.63	8.21	92.19

图 4-31 绩效考核管理—住院科室绩效考核统计—心内科

第十二节 人力资源部应用

一、人力资源部应用功能说明

包括执业资质监管、人员业绩监管、人力统计管理、业务档案查询等功能。

二、人力资源部应用示例

住院医师业绩监管见图 4–32 ～ 4–33。

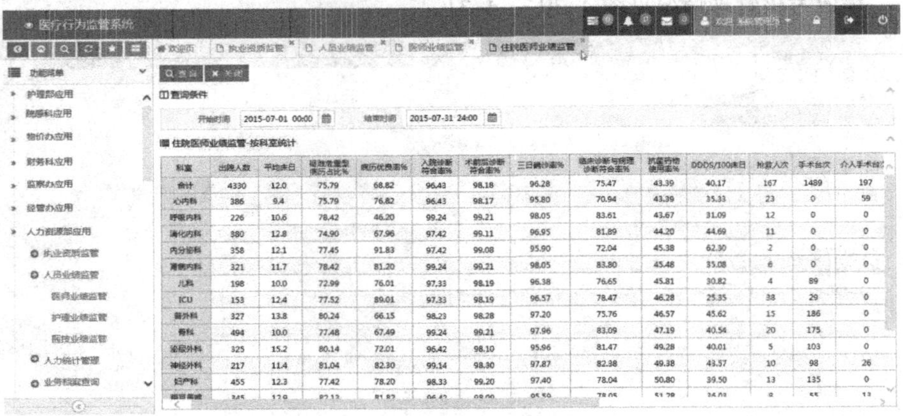

查询条件 开始时间 2015-07-01 00:00 结束时间 2015-07-31 24:00

住院医师业绩监管-按科室统计

科室	出院人数	平均床日	疑难危重型病历占比%	病历优良率%	入院诊断符合率%	术前后诊断符合率%	三日确诊率%	临床诊断与病理诊断符合率%	抗菌药物使用率%	DDDS/100床日	抢救人次	手术台次	介入手术台次
合计	4330	12.0	75.79	68.82	96.43	98.18	96.28	75.47	43.39	40.17	167	1489	197
心内科	386	9.4	75.79	76.82	96.43	98.17	95.80	70.94	43.39	35.33	23	0	59
呼吸内科	226	10.6	78.42	46.20	99.24	99.21	98.05	83.61	43.67	31.09	12	0	0
消化内科	380	12.8	74.90	67.96	97.42	99.11	96.95	81.89	44.20	44.69	11	0	0
内分泌科	358	12.1	77.45	91.83	97.42	99.08	95.90	72.04	45.38	62.30	2	0	0
肾病内科	321	11.7	78.42	81.20	99.24	99.21	98.05	83.80	45.48	35.08	6	0	0
儿科	198	10.0	72.99	76.01	97.33	98.19	96.38	76.65	45.81	30.82	4	89	0
ICU	153	12.4	77.52	89.01	97.33	98.19	96.57	78.47	46.28	25.35	38	29	0
普外科	327	13.8	80.24	66.15	98.23	98.28	97.20	75.76	46.57	45.62	15	186	0
骨科	494	10.0	77.48	67.49	99.24	99.21	97.96	83.09	47.19	40.54	20	175	0
泌尿外科	325	15.2	80.14	72.01	96.42	98.10	95.96	81.47	49.28	40.01	5	103	0
神经外科	217	11.4	81.04	82.30	99.14	98.30	97.87	82.38	49.38	43.57	10	98	26
妇产科	455	12.3	77.42	78.20	98.33	99.20	97.40	78.04	50.80	39.50	13	135	0

图 4–32 住院医师业绩监管—按科室统计

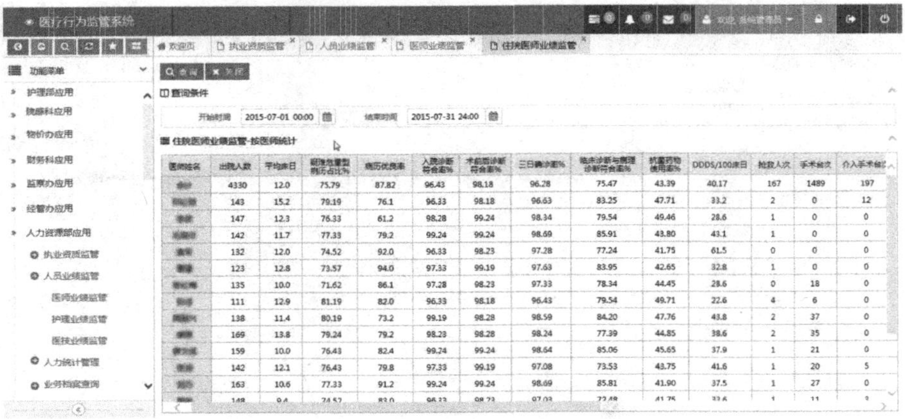

查询条件 开始时间 2015-07-01 00:00 结束时间 2015-07-31 24:00

住院医师业绩监管-按医师统计

医师姓名	出院人数	平均床日	疑难危重型病历占比%	病历优良率	入院诊断符合率%	术前后诊断符合率%	三日确诊率%	临床诊断与病理诊断符合率%	抗菌药物使用率%	DDDS/100床日	抢救人次	手术台次	介入手术台次
[illegible]	4330	12.0	75.79	87.82	96.43	98.18	96.28	75.47	43.39	40.17	167	1489	197
[illegible]	143	15.2	79.19	76.1	96.33	98.18	96.63	83.25	47.71	33.2	2	0	12
[illegible]	147	12.3	76.33	61.2	98.28	99.24	98.34	79.54	49.46	28.6	1	0	0
[illegible]	142	11.7	77.33	79.2	99.24	99.24	98.69	85.91	43.80	43.1	1	0	0
[illegible]	132	12.0	74.52	92.0	96.33	98.23	97.28	77.24	41.75	61.5	0	0	0
[illegible]	123	12.8	73.57	94.0	97.33	99.19	97.63	83.95	42.65	32.8	1	0	0
[illegible]	135	10.0	71.62	86.1	97.28	98.23	97.33	78.34	44.45	28.6	0	18	0
[illegible]	111	12.9	81.19	82.0	96.33	98.18	96.43	79.54	49.71	22.6	4	6	0
[illegible]	138	11.4	80.19	73.2	99.19	98.28	98.59	84.20	47.76	43.8	2	37	0
[illegible]	169	13.8	79.24	79.2	98.23	98.28	98.24	77.39	44.85	38.6	2	35	0
[illegible]	159	10.0	76.43	82.4	99.24	99.24	98.64	85.06	45.65	37.9	1	21	0
[illegible]	142	12.1	76.43	79.8	97.33	99.19	97.08	73.53	43.75	41.6	1	20	5
[illegible]	163	10.6	77.33	91.2	99.24	99.24	98.69	85.81	41.90	37.5	1	27	0

图 4–33 住院医师业绩监管—按医师统计

第五章

医疗行为监管系统的临床应用设计

医疗行为监管系统的临床应用包括医师应用、护理应用、药师应用、科主任应用和护士长应用。

第一节 医师应用

一、医师应用功能说明

包括医疗质量监管、病历质控、临床路径监管、费用查询、个人绩效查询、既往病历比对等功能。

既往病历比对包括“症体比对”和“治疗方案比对”等比对。

“症体比对”是从既往病历中搜寻出与当前某一病例的症状体征相似的病历，归类这些病例的治疗方案、治疗效果，为当前病例选择治疗方案提供辅助决策依据。

“治疗方案比对”是从既往病历中搜寻出与当前某一病例的治疗方案相似的病历，归类这些病例的症状体征、治疗效果，为评价当前病例的治疗方案提供辅助决策依据。

二、医师应用示例

症状体征比对应用示例见图 5–1。

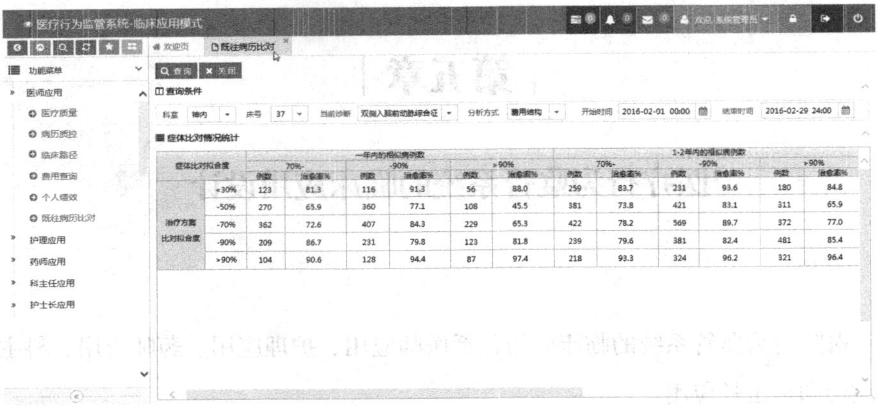

症体比对拟合度		一年内的相似病例数						1-2年内的相似病例数					
		70%-		-90%		>90%		70%-		-90%		>90%	
		例数	治愈率%	例数	治愈率%	例数	治愈率%	例数	治愈率%	例数	治愈率%	例数	治愈率%
治疗方案比对拟合度	<30%	123	81.3	116	91.3	56	88.0	259	83.7	231	93.6	180	84.8
	-50%	270	65.9	360	77.1	108	45.5	381	73.8	421	83.1	311	65.9
	-70%	362	72.6	407	84.3	229	65.3	422	78.2	569	89.7	372	77.0
	-90%	209	86.7	231	79.8	123	81.8	239	79.6	381	82.4	481	85.4
	>90%	104	90.6	128	94.4	87	97.4	218	93.3	324	96.2	321	96.4

图 5–1 既往病历比对—症体比对情况统计

治疗方案比对应用示例见图 5–2。

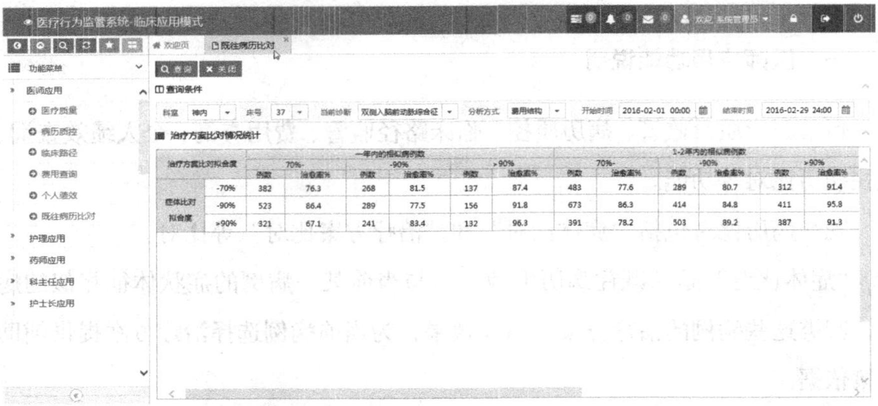

治疗方案比对拟合度		一年内的相似病例数						1-2年内的相似病例数					
		70%-		-90%		>90%		70%-		-90%		>90%	
		例数	治愈率%	例数	治愈率%	例数	治愈率%	例数	治愈率%	例数	治愈率%	例数	治愈率%
症体比对拟合度	-70%	382	76.3	268	81.5	137	87.4	483	77.6	289	80.7	312	91.4
	-90%	523	86.4	289	77.5	156	91.8	673	86.3	414	84.8	411	95.8
	>90%	321	67.1	241	83.4	132	96.3	391	78.2	503	89.2	387	91.3

图 5–2 既往病历比对—治疗方案比对情况统计

第二节 护理应用

一、护理应用功能说明

包括护理安全监管、院感监管、护理临床路径、费用查询、个人绩效查询等功能。

二、护理应用示例

护理安全监管示例见图 5-3。

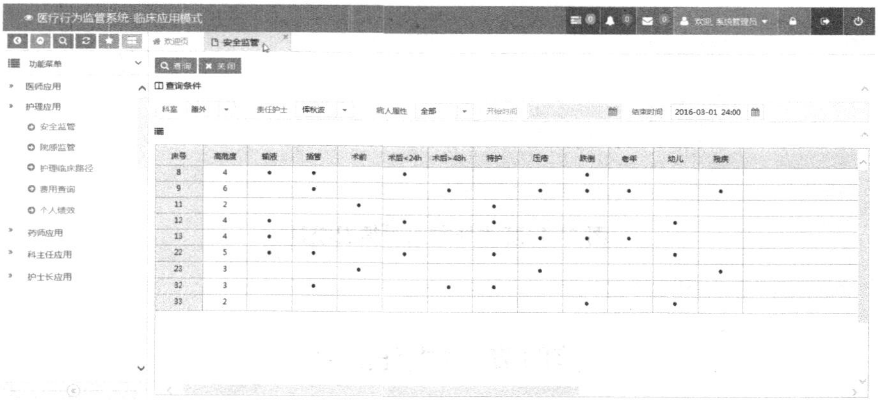

图 5-3 安全监管—安全警示—按病床展示

第三节 药师应用

一、药师应用功能说明

药师应用功能包括处方质控、费用监管、个人绩效、药品查询、既往处方比对等功能。

既往处方比对：提供按处方内容对当前处方进行分类归集功能，提供从既往处方中搜寻出与当前处方集相似的处方，统计这些处方中与当前处方集的前记相似的处方数量，用以协助评价当前处方集的安全性；统计这些处方中与当前处方集的诊断相似的处方数量，用以协助评价当前处方集的合理程度。

二、药师应用示例

既往处方比对应用情况见图 5–4。

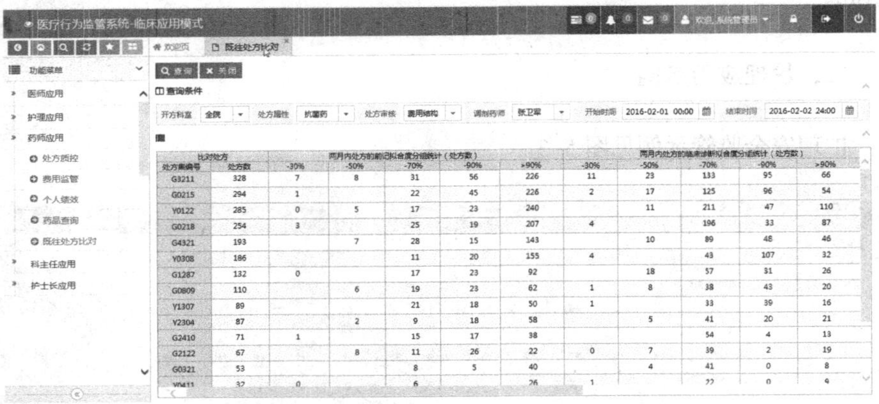

比对处方		两月内处方的前记拟合度分组统计（处方数）					两月内处方的临床诊断拟合度分组统计（处方数）				
处方集编号	处方数	-30%	-50%	-70%	-90%	>90%	-30%	-50%	-70%	-90%	>90%
G3211	328	7	8	31	56	226	11	23	133	95	66
G0215	294	1		22	45	226	2	17	125	96	54
Y0122	285	0	5	17	23	240		11	211	47	110
G0218	254	3		25	19	207	4		196	33	87
G4321	193		7	28	15	143		10	89	48	46
Y0308	186			11	20	155	4		43	107	32
G1287	132	0		17	23	92		18	57	31	26
G0809	110		6	19	23	62	1	8	38	43	20
Y1307	89			21	18	50	1		33	39	16
Y2304	87		2	9	18	58		5	41	20	21
G2410	71	1		15	17	38			54	4	13
G2122	67		8	11	26	22	0	7	39	2	19
G0321	53			8	5	40		4	41	0	8
Y0411	32	0		6		26	1		22	0	9

图 5–4 既往处方比对情况统计

第四节 科主任应用

一、科主任应用功能说明

包括医疗质量监管、病历质量监管、临床路径监管、费用监管、科室绩效、用药监管和单病种药品监管等功能。

二、科主任应用示例

单病种药品费用监管应用见图 5–5 ~ 5–6。

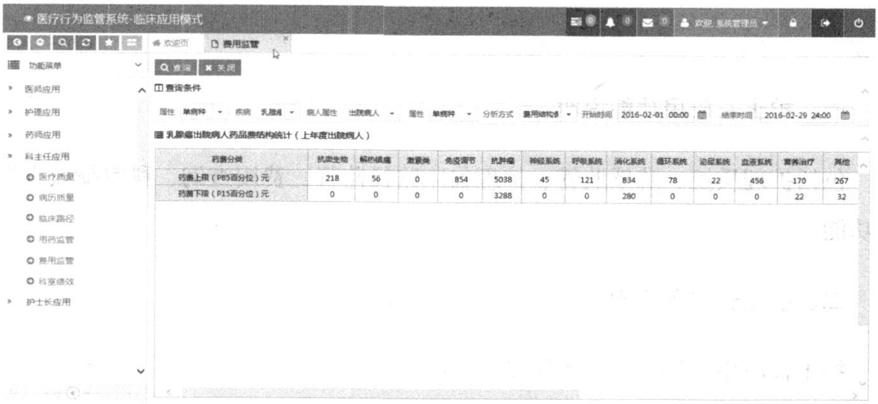

图 5–5 费用监管—单病种药品费用监管

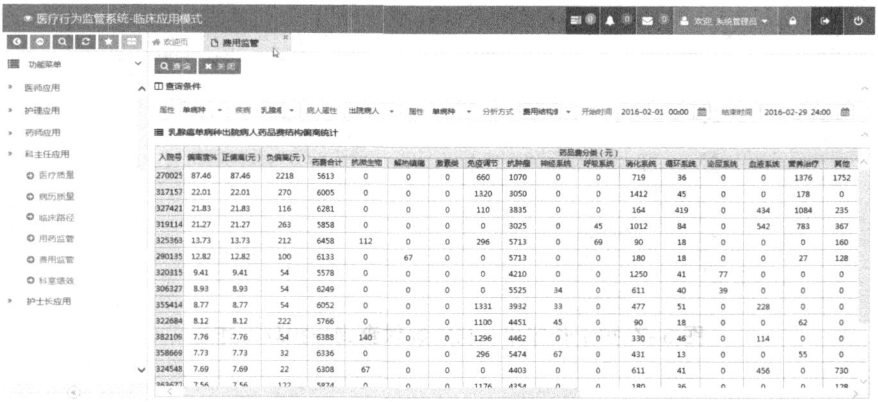

图 5–6 费用监管—单病种出院病人药品费结构偏离统计

“偏离度”计算方法:统计既往单病种病人的各类药品费的上限和下限(上、下限的平均数采用百分位数的值),计算当前每个病人的各类药与既往该类药费的偏离值,超过既往平均值的为正偏离值,低于既往平均值的为负偏离值,正、负偏离值的绝对数之和除以该病人总药费,为该病人的药费“偏离度”。药费“偏离度”越大,表明该病人与既往相同病种病人的用药谱的差别越大,可能是病情比较特别,也可能不是这种病。

第五节 护士长应用

一、护士长应用功能说明

包括护理质控、院感监管、护理临床路径监管、费用查询、科室绩效查询等功能。

二、护士长应用示例

护士长应用—科室绩效查询见图 5–7。

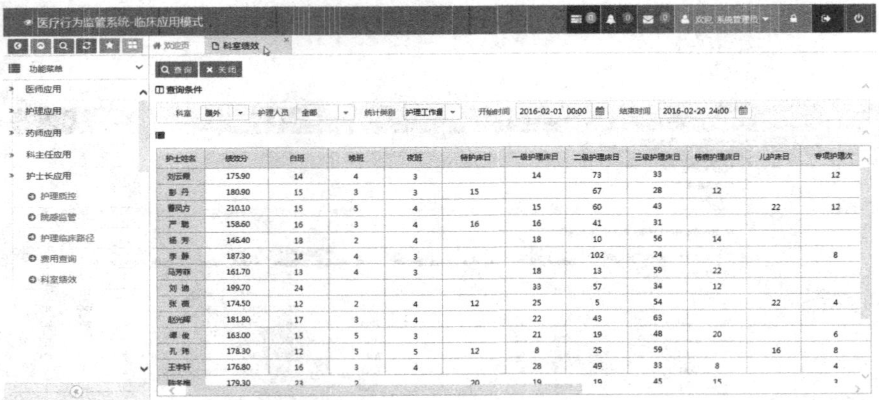
医疗行为监管系统-临床应用模式
欢迎页
科室绩效
功能菜单
医师应用
护理应用
药师应用
科主任应用
护士长应用
护理质控
院感监管
护理临床路径
费用查询
科室绩效
查询
关闭
查询条件
科室 眼外
护理人员 全部
统计类别 护理工作量
开始时间 2016-02-01 00:00
结束时间 2016-02-29 24:00
护士姓名 绩效分 白班 晚班 夜班 特护床日 一级护理床日 二级护理床日 三级护理床日 特病护理床日 儿护床日 专项护理次
彭 丹 180.90 15 3 3 15 67 28 12
杨 芳 146.40 18 2 4 18 10 56 14
李 静 187.30 18 4 3 102 24 8
刘 迪 199.70 24 33 57 34 12
张 薇 174.50 12 2 4 12 25 5 54 22 4
王宇轩 176.80 16 3 4 28 49 33 8 4

图 5–7 护士长应用—科室绩效查询—护理工作量

| 第六章 |

医疗行为监管系统架构

医疗行为监管系统是以医院信息平台或者医院数据中心为基础建立的一套可以独立运行的应用系统。系统架构包括其总体架构以及系统功能架构、系统技术架构、系统部署结构、系统基础设施、系统信息平台。

第一节 系统总体架构

医疗行为监管系统的基本思路就是从医院业务系统、医院信息平台、医院数据中心等系统中抽取数据到医疗行为监管系统数据库中，然后以医疗知识库、医疗规则库、医疗语义库等为基础，按照医疗行为监管的应用要求对医疗数据进行分析计算，产生出医疗行为监管指标信息，再以多种展现形式，比如电视屏、APP、浏览器、消息推送等多种方式对医疗行为监测系统进行展现或者提醒。

如图 6–1 所示，整个系统软件架构可以分为 4 层，分别为数据抽取层、数据存储层、业务逻辑层和业务应用层。

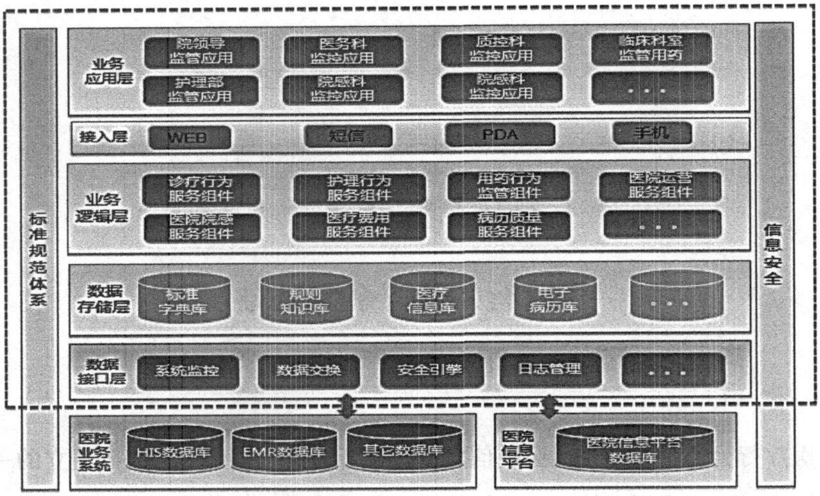

图 6–1 医疗为监管系统图

一、数据抽取层

该层负责从医院多个不同业务系统、医院信息平台或者医院数据中心等系统中抽取数据到医疗行为监管数据库。主要服务包含系统监控、数据抽取、数据清洗、数据整合、数据标化、抽取引擎、安全引擎、日志服务等部分。

二、数据存储层

该层医疗行为监管系统的数据库提供数据查询与存储服务。一方面存储着从医院业务系统中抽取过来的医疗数据，另一方面存储着本系统需要用到的医疗规则与知识数据、指标分析数据等内容，主要包含标准字典库、规则知识库、医疗信息库，电子病历库、监控指标库、监管指标数据库、医疗主题数据库等。

三、业务逻辑层

业务逻辑层是根据医疗行为监管的目标和要求，通过程序逻辑算法依据规则知识库、医疗业务数据等信息由计算机系统计算产生的医疗行为监管指标信息。在业务逻辑层按照监管需求建立了医疗行为服务、护理行为服务、用药行为服务、医院运营服务、病历质量服务、手术监管服务、病历质量监管服务等业务组件。

四、业务应用层

业务应用层就是通过多种形式，比如 APP、电视屏、浏览器、短信提示、消息推送等把医疗行为监管指标信息展现出来。系统将按照医院或者卫生行政管理部门的管理需求形成多个应用程序，以更加直观的形式进行展现。系统将根据应用需求建立卫生局监管应用、医院院领导监管应用、医务科监管应用、质控科监管应用、临床监管应用、医院院感监管应用等。

第二节 系统功能结构

根据医疗行为监管应用需求，系统包括病历质量监管、诊疗行为监管、临床路径监管、护理行为监管、用药行为监管、院感监管、医疗费用监管、绩效管理、运营监管等功能，如图 6-2 所示。

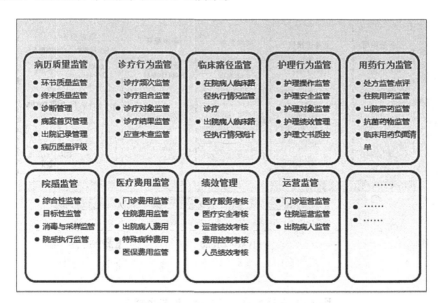

图 6-2 医疗行为监管系统功能结构图

通过计算机系统建立系统化、常态化的医疗行为监管机制，提高医院医疗行为管理工作的科学化、精细化、专业化水平，强化卫生行政部门对医院医疗行为的全过程、动态监管和预警决策能力。运用计算机技术对病历质量、诊疗行为、护理行为、用药行为、医院感染、医疗费用、医疗绩效等方面进行计算，实现自动查找医疗质量缺陷、分析医疗行为质量水平，并及时对医疗质量指标或缺陷进行预警等，从而在提高临床医疗质量、保障医疗安全、提升医院管理能力、降低管理成本等方面提供强大的应用需求。

第三节 系统技术架构

随着大数据时代的到来，数据信息量越来越大，对数据计算能力的要求也越来越高，每个信息系统都需要综合多方面因素采用良好适用的技术架构，这将对信息系统应用产生长久深远的影响。

医疗行为监管系统技术架构可以采用云架构模式，系统如图 6-3 所示。

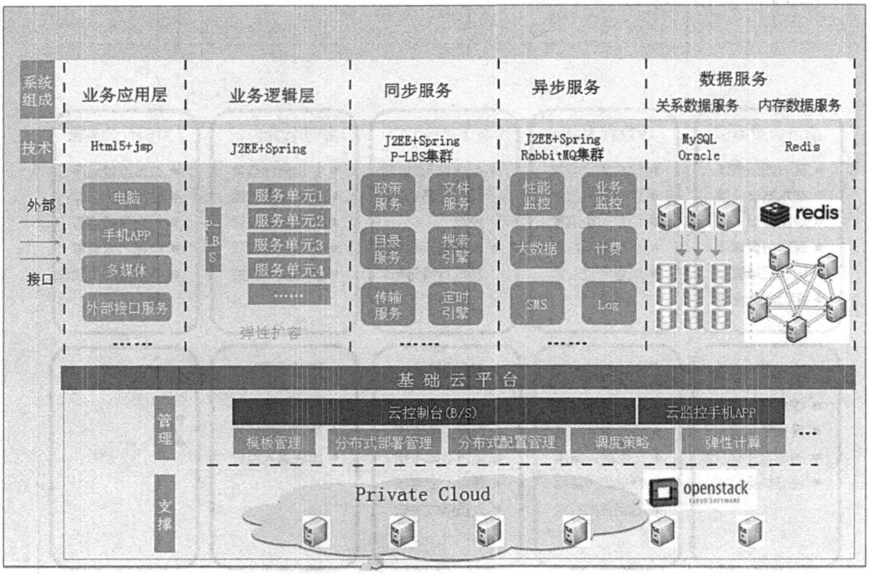

图 6-3 医疗行为监管系统云架构示意图

一、基础云平台

通过云平台提供系统运行和部署的基础环境，然后在云平台基础上按照虚拟化和微服务化的原则进行分层处理，如图 6–3 所示建立业务应用层、业务逻辑层、同步服务、异步服务、数据服务。

1. 业务应用层

按照医疗行为监管系统不同单位、不同部门之间的应用需求不一样，以灵活多样的方式向管理人员、业务人员提供医疗行为监管的应用效果展示，使相关人员能够快速掌握到医疗行为质量，并采取相应的处理措施。

2. 业务逻辑层

根据医疗行为监管系统的功能需求，根据不同的监控指标应用需求建立各自的程序服务单元，采用 J2EE+Spring 技术进行部署和逻辑计算，根据业务对逻辑计算能力需求支持弹性扩展，确保系统能够满足未来不断增长的应用需求。

3. 同步服务

按照核心计算中的程序服务单元的要求，需要提供程序服务单元需要的各类基础信息，比如规则知识库、病历信息等，这些计算需要的信息通过同步服务完成，同步服务中包含政策服务、目录服务、传输服务、文件服务、定时引擎、搜索引擎等。

4. 异步服务

在计算过程中需要提供异步服务对计算过程进行监控与处理，比如系统性能监控、业务应用监控、大数据处理、系统日志、消息系统等，对于这些信息可以根据不同的应用需求按照异步服务的思路进行处理。

5. 数据服务

所有这些信息从计算机角度看来都是数据，不管是配置信息、业务数据，以及服务单元所产生的数据都需要存储到服务器上，系统通过数据服务完成数据的存储与管理，并且可以通过充分应用不同数据库系统的优势进行数据存储的优化处理。

二、云平台技术架构特点

1. 虚拟化

虚拟化使用软件的方法重新定义划分 IT 资源，可以实现 IT 资源的动态分配、灵活调度、跨域共享，提高 IT 资源利用率，使 IT 资源能够真正成为社会基础设施，服务于各行各业中灵活多变的应用需求。

2. 微服务化

微服务化主要对服务进行解耦，目的是将一些功能模块单独做成一个个服务。我们可以为每个服务选择一个新的适合业务逻辑的，业内比较成熟的存储方案，比如 Redis、MongoDB 等，最终形成一个松耦合服务生态系统。这样做的好处如下：

（1）耦合性低：首先可以根据业务类型（读多还是写多等）、数据量来决定使用哪种类型的存储方案，这样可以减小内存缓存和单个数据库的负载，同时也可以避免升级单个服务而影响全局的问题。

（2）存储和计算隔离：计算和存储服务化隔离，避免存储节点嵌入过多的业务逻辑计算，提高存储节点的存储能力和吞吐量。同时避免了计算节点有状态，有利于提高计算节点的计算能力和高可用性。

（3）快速迭代：优化核心功能，迁移边缘功能，降低整个系统的复杂度和开发成本。实现方案是将每个大任务 / 系统拆解成一个个的较小任务 / 系统，使每个任务 / 系统做到足够轻量级和友好，每个任务 / 系统之间松耦合，能够快速迭代。

第四节 系统部署结构

医疗行为监管系统部署结构如图 6–4 所示，其核心由数据抽取、指标算法、指标展现三部分组成。

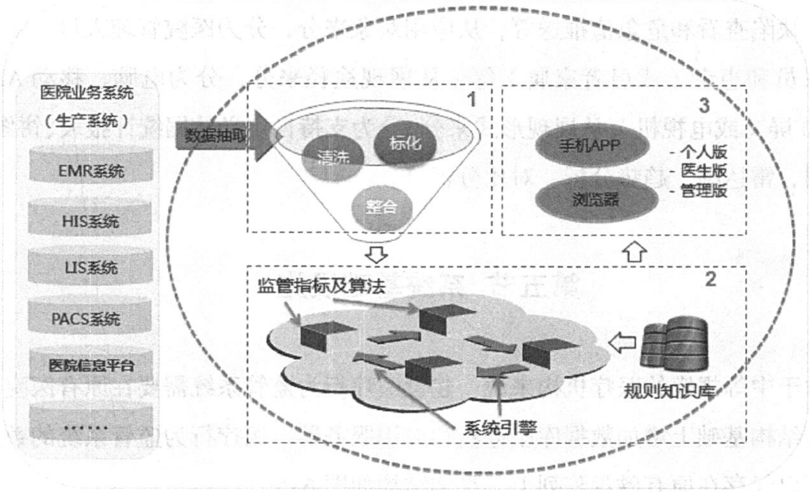

图 6–4 医疗行为监管系统部署结构图

一、数据抽取

这部分是负责尽快地把医院生产系统（即基础业务系统，比如 HIS、LIS、PACS、EMR 等业务部门应用系统）中所产生的各类数据抽取到本系统中来。由于医院的 HIS、LIS、PACS、EMR 或者医院信息平台等系统是由不同的厂商承建的，其标准存在差异，所以在抽取过程中需要同时从多个数据源取数，对于非规范的基础数据需以国家和卫生部版本的标准代码为基础对数据进行清洗、标化与整合处理。

二、指标算法

系统依据卫计委、医院医疗质量管理部门等政策或文件要求，把医疗行为质量管理方面中的规章、制度与规范提炼出计算机可以实现的质量监测指标体系和规则知识库，然后通过计算机语言实现各类指标分析算法，并通过系统引擎进行质量指标的自动分析与计算。

三、指标展现

这部分主要对系统自动产生的指标监测数据进行多种形式的展现，比如医疗行为缺陷查看和危急值推送等，从应用对象来分，分为医院管理人员、临床医务人员和患者（或患者家属）等；从展现途径来分，分为电脑、移动APP和LED屏（或电视机），从展现形式来分，分为支持自定义数据统计报表、饼图、柱状图、雷达图、趋势分析、对比分析等。

第五节　系统基础设施

对于中等规模的医疗机构来说，建设医疗行为监管系统需要在原有医院整体网络结构基础上增加数据库服务器和应用服务器，医疗行为监管系统的数据存在可以保存在原有磁盘阵列上，具体结构如图6–5。

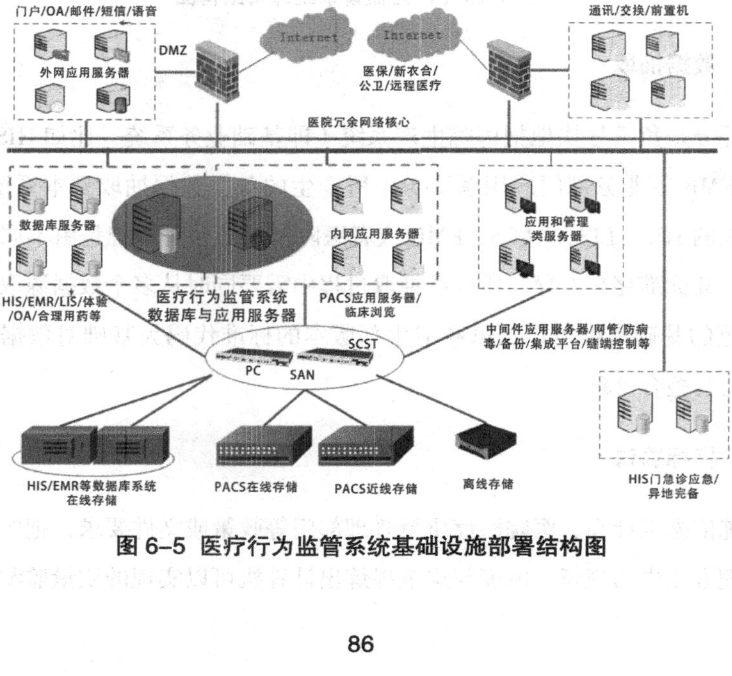

图6–5　医疗行为监管系统基础设施部署结构图

医疗行为监管系统是基于医院日常业务系统之上的独立部署的应用系统，需要 7×24 小时地从 HIS、EMR、LIS、PACS 或医院信息平台等系统中抽取数据并进行医疗行为质量监管，一般都是采用独立部署模式，其服务器一般由数据库服务器、应用服务器等组成。

表 6–1 医疗行为监管系统服务器性能及数量

序号	设备及软件名称	主要性能要求	数量
1	医疗行为监管系统应用服务器	每台（组）多颗处理器；32GB DDR3 或以上；多块 15000 转 128GB 以上的热插拔 SAS 硬盘；RAID5；1000Mb 网卡多张；4GB FC HBA 卡多张；冗余电源	1 台
2	医疗行为监管系统数据库服务器	每台（组）多颗处理器；64GB DDR3 或以上；多块 15000 转 128GB 以上的热插拔 SAS 硬盘；RAID5；1000Mb 网卡多张；4GB FC HBA 卡多张；冗余电源	1 台

第六节 系统信息平台

医院信息化经历了多年的发展历程，财务、管理、医疗等部门陆续建立了各自的信息系统。但是由于缺乏统一规划，这些系统大多数较为分散，信息不能充分共享和交换，形成了大量的“信息烟囱”和“信息孤岛”。随着医院信息化建设的不断发展，软件系统规模变得越来越大，软件系统之间互联互通的要求越来越强。这就需要提供一个医院信息平台，以解决医院信息系统所包含的临床信息系统、医院管理信息系统、电子病历浏览器等系统的集成。

系统信息平台的建立是医院信息系统建设发展的新要求，通过建设系统信息平台，将原先分布在各业务系统中的信息交换整合到医院信息平台，实现医院各科室之间、医院之间信息的互联互通，最大限度地方便病人就医，方便医院一线医护人员工作和各类管理人员分析决策。

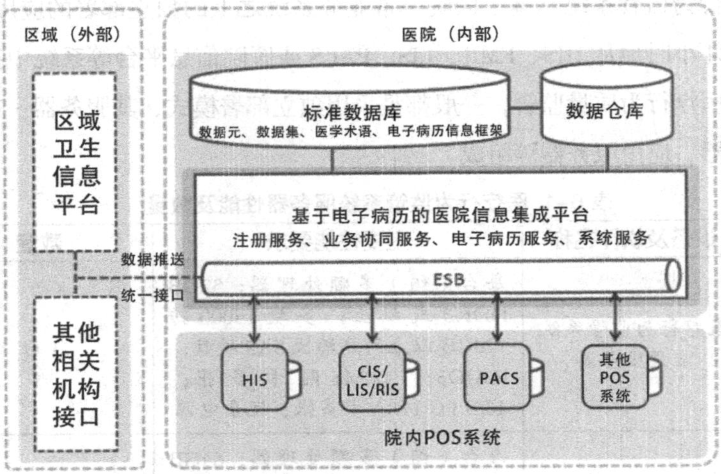

图 6-6 医疗行为监管系统平台整体结构图

医疗行为监管系统是以医院信息平台设计思路为基础，通过抓取、清洗、分析业务系统数据形成的系统信息平台，然后以系统信息平台为基础进行医疗行为监管分析、计算与信息发布。

第七章

医疗行为监管系统的技术基础

医疗行为监管系统的技术基础包括大数据、云计算、数据挖掘、人工智能、计量医学、Hadoop 与 NoSQL 数据库、语义分析、并行计算、疾病诊断相关分类等。大数据分析技术是目前医疗行为监管数据运用的主要技术趋势；云计算技术可以将医院的监管应用、数据库等资源进行分布云化部署，极大提升整个系统的计算和负载能力；医疗行为监管系统依据数据挖掘技术能够发现越来越多的"隐含"的医疗行为知识和规律；人工智能在医疗诊断应用方面有深入的使用，正在不断发展和丰富；计量医学在医疗行为监管精细化统计方面发挥着越来越重要的作用；Hadoop 与 NoSQL 数据库是医疗行为监管在大数据应用方面经过实践检验的优质组合工具；语义分析是电子病历反结构化处理的高效方法和手段；并行计算算法能够极大提高整个医疗行为监管系统的核心计算能力，将系统监管的准确性和实时性深度发挥到极致；疾病诊断相关分类能够在医保费用监管和有效控费方面改革得更有实效。

第一节 大数据及工具

一、大数据的概念

大数据是以容量大、类型多、存取速度快、应用价值高为主要特征的数据集合，正快速发展为对数量巨大、来源分散、格式多样的数据进行采集、存储和关联分析，从中发现新知识、创造新价值、提升新能力的新一代信息技术和服务业态。医疗行为监管就是应用医疗大数据发现新知识、创造新价值、提升新能力的过程。

全球范围内，运用大数据推动经济发展、完善社会治理、提升政府服务和监管能力正成为趋势，有关发达国家相继制定实施大数据战略性文件，大力推动大数据发展和应用。目前，我国互联网、移动互联网用户规模居全球第一，拥有丰富的数据资源和应用市场优势，大数据部分关键技术研发取得突破，涌现出一批互联网创新企业和创新应用，一些地方政府已启动大数据相关工作。坚持创新驱动发展，加快大数据部署，深化大数据应用，已成为稳增长、促改革、调结构、惠民生和推动政府治理能力现代化的内在需要和必然选择。

大数据的“大”虽然是一个重要特征，但远远不是全部。大数据是“在多样的或者大量数据中，迅速获取信息的能力”。前面几个定义都是从大数据本身出发，我们的定义更关心大数据的功用。它能帮助大家干什么？在这个定义中，重心是“能力”。大数据的核心能力，就是发现规律和预测未来。

二、技术分析工具

一般来说，大数据来自各个方面，在面对庞大而复杂的大数据，选择一个合适的处理工具显得很有必要，工欲善其事，必须利其器，一个好的工具不仅可以使工作事半功倍，也可以让我们在竞争日益激烈的云计算时代，挖掘大数据价值，及时调整战略方向。

1.HPCC

HPCC是“高性能计算与通信（High Performance Computing and Communications）”的缩写。1993年，由美国科学、工程、技术联邦协调理事会向国会提交了《重大挑战项目：高性能计算与通信》的报告，也就是被称为“HPCC计划”的报告，即美国总统科学战略项目，其目的是通过加强研究与开发解决一批重要的科学与技术挑战问题。HPCC是美国信息高速公路的实施计划，该计划的实施耗资百亿美元，其主要目标要达到：开发可扩展的计算系统及相关软件，以支持太位级网络传输性能，开发千兆比特网络技术，扩展研究和教育机构及网络连接能力。

该项目主要由五部分组成：一是高性能计算机系统（HPCS），内容包括今后几代计算机系统的研究、系统设计工具、先进的典型系统及原有系统的评价等；二是先进软件技术与算法（ASTA）内容有巨大挑战问题的软件支撑、新算法设计、软件分支与工具、计算及高性能计算研究中心等；三是国家科研与教育网格（NREN），内容有中接站及10亿位级传输的研究与开发；四是基本研究与人类资源（BRHR），内容有基础研究、培训、教育及课程教材，被设计通过奖励调查者开始的，长期的调查在可升级的高性能计算中来增加创新意识流，通过提高教育和高性能的计算训练和通信来加大熟练的和训练有素的人员的联营，以及提供必需的基础架构来支持这些调查和研究活动；五是信息基础结构技术和应用（IITA），目的在于保证美国在先进信息技术开发方面的领先地位。

2.Storm

Storm是自由的开源软件，一个分布式的、容错的实时计算系统。Storm可以非常可靠地处理庞大的数据流,用于处理Hadoop的批量数据。Storm很简单，支持许多种编程语言，使用起来非常有趣。Storm由Twitter开源而来，其他知名的应用企业包括Groupon、淘宝、支付宝、阿里巴巴、乐元素、Admaster等等。

Storm有许多应用领域：实时分析、在线机器学习、不停顿的计算、分布式RPC（远过程调用协议，一种通过网络从远程计算机程序上请求服务）、ETL（Extraction-Transformation-Loading，即数据抽取、转换和加载）等等。Storm的处理速度惊人：经测试，每个节点每秒钟可以处理100万个数据元组。Storm可扩展、容错，很容易设置和操作。

3.Apache Drill

为了帮助企业用户寻找更为有效、加快Hadoop数据查询的方法，Apache软件基金会近日发起了一项名为“Drill”的开源项目。Apache Drill实现了Google's Dremel。据Hadoop厂商MapR Technologies公司产品经理Tomer Shiran介绍，“Drill”已经作为Apache孵化器项目来运作，将面向全球软件工程师持续推广。该项目将会创建出开源版本的谷歌 Dremel Hadoop 工具（谷歌使用该工具来为 Hadoop 数据分析工具的互联网应用提速）。而“Drill”将有助于 Hadoop 用户实现更快查询海量数据集的目的。“Drill”项目其实也是从谷歌的 Dremel 项目中获得灵感：该项目帮助谷歌实现海量数据集的分析处理，包括分析抓取 Web 文档、跟踪安装在 Android Market 上的应用程序数据、分析垃圾邮件、分析谷歌分布式构建系统上的测试结果等等。通过开发“Drill”Apache 开源项目，组织机构将有望建立 Drill 所属的 API 接口和灵活强大的体系架构，从而帮助支持广泛的数据源、数据格式和查询语言。

4.RapidMiner

RapidMiner 是世界领先的数据挖掘解决方案，在一个非常大的程度上有着先进技术。其数据挖掘任务涉及范围广泛，包括各种数据艺术，能简化数据挖掘过程的设计和评价。

功能和特点：

• 免费提供数据挖掘技术和库

•100% 用 Java 代码（可运行在操作系统）

• 数据挖掘过程简单、强大和直观

• 内部 XML 保证了标准化的格式来表示交换数据挖掘过程

• 可以用简单脚本语言自动进行大规模进程

• 多层次的数据视图，确保有效和透明的数据

• 图形用户界面的互动原型

• 命令行（批处理模式）自动大规模应用

•Java API（应用编程接口）

• 简单的插件和推广机制

• 强大的可视化引擎，许多尖端的高维数据的可视化建模

•400 多个数据挖掘运营商支持

耶鲁大学已成功地应用在许多不同的应用领域，包括文本挖掘、多媒体挖掘、功能设计、数据流挖掘，集成开发的方法和分布式数据挖掘。

5.Pentaho BI

Pentaho BI 平台不同于传统的 BI 产品，它是一个以流程为中心的，面向解决方案（Solution）的框架。其目的在于将一系列企业级 BI 产品、开源软件、API 等组件集成起来，方便商务智能应用的开发。它的出现，使得一系列的面向商务智能的独立产品如 Jfree、Quartz 等，能够集成在一起，构成一项项复杂的、完整的商务智能解决方案。Pentaho BI 平台，Pentaho Open BI 套件的核心架构和基础，是以流程为中心的，因为其中枢控制器是一个工作流引擎。工作流引擎使用流程来定义在 BI 平台上执行的商业智能流程。流程可以很容易被定制，也可以添加新的流程。BI 平台包含组件和报表，用以分析这些流程的性能。目前，Pentaho 的主要组成元素包括报表生成、分析、数据挖掘和工作流管理等等。这些组件通过 J2EE、WebService、SOAP、HTTP、Java、JavaScript、Portals 等技术集成到 Pentaho 平台中来。Pentaho 的发行，主要以 Pentaho SDK 的形式进行。

Pentaho SDK 共包含五个部分：Pentaho 平台、Pentaho 示例数据库、可独立运行的 Pentaho 平台、Pentaho 解决方案示例和一个预先配制好的 Pentaho 网络服务器。Pentaho 平台是 Pentaho 平台最主要的部分，囊括了 Pentaho 平台源代码的主体；Pentaho 数据库为 Pentaho 平台的正常运行提供的数据服务，包括配置信息、Solution 相关的信息等，对于 Pentaho 平台来说它不是必须的，通过配置是可以用其他数据库服务取代的；可独立运行的 Pentaho 平台是 Pentaho 平台的独立运行模式的示例，它演示了如何使 Pentaho 平台在没有应用服务器支持的情况下独立运行；Pentaho 解决方案示例是一个 Eclipse 工程，用来演示如何为 Pentaho 平台开发相关的商业智能解决方案。

Pentaho BI 平台构建于服务器、引擎和组件的基础之上。这些提供了系统的 J2EE 服务器、安全、Portal、工作流、规则引擎、图表、协作、内容管理、数据集成、分析和建模功能。这些组件的大部分是基于标准的，可使用其他产品替换之。

第二节 云计算技术

云计算是推动信息技术能力实现按需供给、促进信息技术和数据资源充分利用的全新业态，是信息化发展的重大变革和必然趋势。发展云计算，有利于分享信息知识和创新资源，降低全社会创业成本，培育形成新产业和新消费热点，对稳增长、调结构、惠民生和建设创新型国家具有重要意义。

一、云计算的概念

云计算通过网络将分散的计算、存储、软件等资源进行集中管理和动态分配，使信息技术能力如同水和电一样实现按需供给，具有快速弹性、可扩展、资源池化、广泛网络接入和多租户等特征，是信息技术服务模式的重大创新。

二、云计算技术的发展情况

从国外来看，全球云计算市场迅速增长，世界主要国家和地区纷纷出台云计算发展战略规划，大型跨国企业已形成全球化服务能力和系统解决方案提供能力，企业和开源社区共同推动关键技术研发取得突破性进展，云计算应用在政务、金融、医疗、教育和中小企业等重要领域先后落地。与此同时，国外标准化组织和协会纷纷开展云计算标准化工作，涉及基础、云资源管理、云服务和云安全等方面。

近年来，我国在党中央、国务院的高度重视下，政、产、学、研、用各方共同努力，已形成服务创新、技术创新和管理创新协同推进的云计算发展格局，关键技术和软硬件产品取得一批成果，公共云服务能力显著提升，行业应用进一步深化，云计算生态系统初步形成，产业规模迅速扩大，为开展标准化工作奠定了良好的技术、产品和应用基础。

三、云计算生态系统

我国云计算生态系统主要涉及硬件、软件、服务、网络和安全五个方面。

1. 硬件

云计算相关硬件包括服务器、存储设备、网络设备、数据中心成套装备以及提供和使用云服务的终端设备。目前，我国已形成较为成熟的电子信息制造产业链，设备提供能力大幅提升，基本能够满足云计算发展需求。

2. 软件

云计算相关软件主要包括资源调度和管理系统、云平台软件和应用软件等。资源调度管理系统和云平台软件方面，我国已在虚拟弹性计算、大规模存储与处理、安全管理等关键技术领域取得一批突破性成果，拥有了面向云计算的虚拟化软件、资源管理类软件、存储类软件和计算类软件，但综合集成能力有待提高。

3. 服务

服务包括云服务和面向云计算系统建设应用的云支撑服务。云服务方面，各类 IaaS、PaaS 和 SaaS 服务不断涌现，云存储、云主机、云安全等服务实现商用，阿里、百度、腾讯等公共云服务能力位居世界前列，但国内云服务总体规模较小，需要进一步丰富服务种类，拓展用户数量。同时，服务质量保证、服务计量和计费等方面依然存在诸多问题，需要建立统一的 SLA（服务水平协议）、计量原则、计费方法和评估规范，以保障云服务按照统一标准交付使用。云支撑服务方面，我国已拥有覆盖云计算系统设计、部署、交付和运营等环节的多种服务。

4. 网络

云计算具有泛在网络访问特性，用户无论通过电信网、互联网或广播电视网，都能够使用云服务。“宽带中国”战略的实施为我国云计算发展奠定坚实的网络基础。与此同时，为了进一步优化网络环境，需要在云内、云间的网络连接和网络管理服务质量等方面加强工作。

5. 安全

云安全涉及服务可用性、数据机密性和完整性、隐私保护、物理安全、恶意攻击防范等诸多方面，是影响云计算发展的关键因素之一。云安全不是单纯的技术问题，只有通过技术、服务和管理的互相配合，形成共同遵循的安全规范，才能营造保障云计算健康发展的可信环境。为进一步推动我国云计算发展，需要运用综合标准化的系统性、目标性和配套性等思维方式和工作方法，以云计算相关技术和产品、云服务为标准化对象，按成套成体系制定整体协调的标准。云计算综合标准化工作的重点是从云计算发展实际出发，构建云计算综合标准化体系，用标准化手段优化资源配置，促进技术、产业、应用和安全协调发展。

第三节 数据挖掘技术

数据挖掘又称数据库中的知识发现（Knowledge Discover in Database，KDD），是目前人工智能和数据库领域研究的热点问题，所谓数据挖掘是指从数据库的大量数据中揭示出隐含的、先前未知的并有潜在价值信息的非平凡过程。数据挖掘是一种决策支持过程，它主要基于人工智能、机器学习、模式识别、统计学、数据库、可视化技术等，高度自动化地分析企业的数据，做出归纳性的推理，从中挖掘出潜在的模式，帮助决策者调整市场策略，减少风险，做出正确的决策。

一、数据分析方法

利用数据挖掘进行数据分析常用的方法主要有分类分析、回归分析、聚类分析、关联分析、特征提取、变化和偏差分析、Web页挖掘等，它们分别从不同的角度对数据进行挖掘。

1. 分类分析

分类是找出数据库中一组数据对象的共同特点并按照分类模式将其划分为不同的类，其目的是通过分类模型，将数据库中的数据项映射到某个给定的类别。它可以应用到客户的分类、客户的属性和特征分析、客户满意度分析、客户的购买趋势预测等，如一个汽车零售商将客户按照对汽车的喜好划分成不同的类，这样营销人员就可以将新型汽车的广告手册直接邮寄到有这种喜好的客户手中，从而大大增加了商业机会。

2. 回归分析

回归分析方法反映的是事务数据库中属性值在时间上的特征，产生一个将数据项映射到一个实值预测变量的函数，发现变量或属性间的依赖关系，其主要研究问题包括数据序列的趋势特征、数据序列的预测以及数据间的相关关系等。它可以应用到市场营销的各个方面，如客户寻求、保持和预防客户流失活动、产品生命周期分析、销售趋势预测及有针对性的促销活动等。

3. 聚类分析

聚类分析是把一组数据按照相似性和差异性分为几个类别，其目的是使得属于同一类别的数据间的相似性尽可能大，不同类别中的数据间的相似性尽可能小。它可以应用到客户群体的分类、客户背景分析、客户购买趋势预测、市场的细分等。

4. 关联分析

关联分析是寻找数据库中数据项之间所存在的关系规则，即根据一个事务中某些项的出现可导出另一些项在同一事务中也出现，即隐藏在数据间的关联或相互关系。在客户关系管理中，通过对企业的客户数据库里的大量数据进行挖掘，可以从大量的记录中发现有趣的关联关系，找出影响市场营销效果的关键因素，为产品定位、定价与定制客户群，客户寻求、细分与保持，市场营销与推销，营销风险评估和诈骗预测等决策支持提供参考依据。

5. 特征提取

特征提取是从数据库中的一组数据中提取出关于这些数据的特征式，这些特征式表达了该数据集的总体特征。如营销人员通过对客户流失因素的特征提取，可以得到导致客户流失的一系列原因和主要特征，利用这些特征可以有效地预防客户的流失。

6. 变化和偏差分析

偏差包括很大一类潜在有趣的知识，如分类中的反常实例、模式的例外、观察结果对期望的偏差等,其目的是寻找观察结果与参照量之间有意义的差别。在企业危机管理及其预警中，管理者更感兴趣的是那些意外规则。意外规则的挖掘可以应用到各种异常信息的发现、分析、识别、评价和预警等方面。

7.Web 页挖掘

随着 Internet 的迅速发展及 Web 的全球普及，使得 Web 上的信息量无比丰富，通过对 Web 的挖掘，可以利用 Web 的海量数据进行分析，收集政治、经济、政策、科技、金融、各种市场、竞争对手、供求信息、客户等有关的信息，集中精力分析和处理那些对企业有重大或潜在重大影响的外部环境信息和内部经营信息，并根据分析结果找出企业管理过程中出现的各种问题和可能引起危机的先兆，对这些信息进行分析和处理，以便识别、分析、评价和管理危机。

二、数据挖掘方法的优势

从医疗机构服务质量监测与预警应用的基础来看，大部分医疗机构信息系统的运行提供了医院管理相关的海量数据，由于系统设计时主要面向财会管理与统计应用，缺乏管理决策支持和系统控制功能的有效嵌入，对于管理决策、质量控制和风险预警的实际支持作用有限。常用的数据库管理系统的查询机制和统计学分析方法已经远不能满足需要，数据挖掘技术应运而生，其基本目标是在特定的学习任务指导下从一组无次序、无规则的事例中构建简洁、直观的树形结构，可以充分发现隐藏在数据背后大量信息的基本特点，还具有许多其他传统的统计学方法和机器学习方法无法比拟的优点：如对缺失值的有效处理，对连续性输入变量、多种不同类型的资料、负责的非线性数据的处理优势，以及产生规则的实际指导意义等。

三、面向医疗质量监测的应用情况

运用数据挖掘技术，比较和借鉴其他服务行业质量预警建模的成熟经验，利用医院信息系统的数据规模优势和数据挖掘算法实现医疗质量监测和风险预警相关的数据拟合研究。可以采用高性能数据服务器软、硬件系统和成熟的数据库处理技术对数据仓库进行分区操作，建立索引、临时表、中间表，优化查询SQL语句等数据挖掘有效手段实现对海量数据的有效挖掘和利用。总体而言，未来医疗质量管理的主要研究和发展方向在于医院信息系统资源的深入挖掘与医疗风险的早期预警与有效控制，即在现有的基础上，通过系统搜集有关消息，量化医疗质量形成和医疗风险累计、消减乃至爆发的自然过程，通过数据挖掘算法判别和确认内部质量问题，实现对医疗机构环节质量管理模式的信息化改造，为提高医疗环节质量和终末质量提供基础理论和使用工具的支持。

第四节 人工智能技术

人工智能技术是计算机对人的意识、思维的信息过程的模拟，是研究、开发用于模拟、延伸和扩展人的智能的一门新的技术科学，包括了机器人、语言识别、图像识别、自然语言处理和专家系统等技术。人工智能是 20 世纪 70 年代以来被称为世界三大尖端技术（空间技术、能源技术、人工智能）之一，也被认为是 21 世纪三大尖端技术（基因工程、纳米科学、人工智能）之一。近 30 年来它获得了迅速的发展，在很多学科领域都获得了广泛应用，并取得了丰硕的成果，人工智能已逐步成为一个独立的分支，无论在理论和实践上都已自成一个系统。

一、人工智能的定义

人工智能的定义可以分为两部分，即“人工”和“智能”。“人工”比较好理解，争议性也不大。有时我们会要考虑什么是人力所能及制造的，或者人自身的智能程度有没有高到可以创造人工智能的地步，等等。但总的来说，“人工智能”就是通常意义下的人工系统。人唯一了解的智能是人本身的智能，这是普遍认同的观点。但是我们对我们自身智能的理解都非常有限，对构成人的智能的必要元素也了解有限，所以就很难定义什么是“人工”制造的“智能”了。因此人工智能的研究往往涉及对人的智能本身的研究。其他关于动物或其他人造系统的智能也普遍被认为是人工智能相关的研究课题。

人工智能在计算机领域内，得到了愈加广泛的重视。并在机器人、经济政治决策、控制系统、仿真系统中得到应用。著名的美国斯坦福大学人工智能研究中心尼尔逊教授对人工智能下了这样一个定义：“人工智能是关于知识的学科——怎样表示知识以及怎样获得知识并使用知识的科学。”而美国麻省理工学院的温斯顿教授认为："人工智能就是研究如何使计算机去做过去只有人才能做的智能工作。”这些说法反映了人工智能学科的基本思想和基本内容。即人工智能是研究人类智能活动的规律，构造具有一定智能的人工系统，研究如何让计算机去完成以往需要人的智力才能胜任的工作，也就是研究如何应用计算机的软硬件来模拟人类某些智能行为的基本理论、方法和技术。

人工智能是研究使计算机来模拟人的某些思维过程和智能行为（如学习、推理、思考、规划等）的学科，主要包括计算机实现智能的原理、制造类似于人脑智能的计算机，使计算机能实现更高层次的应用。人工智能将涉及到计算机科学、心理学、哲学和语言学等学科。可以说几乎是自然科学和社会科学的所有学科，其范围已远远超出了计算机科学的范畴，人工智能与思维科学的关系是实践和理论的关系，人工智能是处于思维科学的技术应用层次，是它的一个应用分支。从思维观点看，人工智能不仅限于逻辑思维，要考虑形象思维、灵感思维才能促进人工智能的突破性的发展，数学常被认为是多种学科的基础科学，数学也进入语言、思维领域，人工智能学科也必须借用数学工具，数学不仅在标准逻辑、模糊数学等范围发挥作用，数学进入人工智能学科，它们将互相促进而更快地发展。

二、人工智能在临床医疗诊断中的应用

人工智能技术在医疗诊断中的应用是在20世纪50年代后期才开始出现的，如用在一些常规的医学疾病诊断上。但由于研究任务的复杂性，从而缩小了医疗专家系统的研究范围。经典的人工智能理论还存在着某些争论点。人工智能的应用中，存在着一个最基本的问题是建模的不确定性。这个问题一直困扰着人工智能的发展，后来经典概率和 DemPster-Schafers 的迹象理论被应用到这个领域，以及后来的贝叶斯网络成为最受欢迎的工具，它取代了利用符号的不确定性跟踪，不确定性起源的研究。直到 20 世纪 80 年代中期，Pearl 的形式论才使得贝叶斯网络在计算机上成为易处理。从那时起，人工智能才在临床诊断问题上得到了实施。

21 世纪，人工智能技术的医学虚拟应用不仅要对特定病人进行模拟，而且要对整个治疗过程中可能出现的反应和问题有一精确度预测并提出相应的对策。这就是 21 世纪医学虚拟现实的最后目标。

三、人工智能医疗专家系统

第一个人工智能的医疗专家系统早在 20 世纪 50 年代就出现了，当时为了模拟病人的病症和疾病之间的关系，主要是医学领域知识被融合到专家系统中。系统是通过启发式推理对所获得的数据进行推理的。医学专家系统（Medical Expert System,MES）是人工智能技术应用在医疗诊断领域中的一个重要分支。在功能上，它是一个在某个领域内具有专家水平解题能力的程序系统。医学诊断专家系统就是运用专家系统的设计原理和方法，模拟医学专家诊断疾病的思维过程，它可以帮助医生解决复杂的医学问题，可以作为医生诊断的辅助工具，可以继承和发扬医学专家的宝贵理论及丰富的临床经验。随着现代科学技术的发展，未来的医学专家系统发展趋势应该会具备以下几个特点：

医学专家系统应以解决一些特殊的问题为目的。这些特殊的问题在计算机视觉和人工智能方面没有被研究过。人类对可视图案的认识不同于常规的推理，并且代表明确的领域知识常常在视觉认识过程中下意识地忽略了被用到的那些因素。

医学专家系统的模型可能会是以多种智能为基础，以并行处理方式、自学能力、记忆功能、预测事件发展能力为目的。目前发展起来的遗传算法、模糊算法、粗糙集理论等非线性数学方法，有可能会跟人工神经网络技术、人工智能技术综合起来构造成新的医学专家系统模型。这些技术必将推动医学专家系统一场新的革命，因为人工神经网络技术具有强大的自适应、自处理、自学习、记忆功能等，如 Yuji 等人基于螺旋 CT 图像的冠状动脉钙化点的诊断系统，就是神经网络在医学专家系统中应用的一个很好例子。

随着计算机技术、人工智能技术、遗传算法、人工神经网络技术等一些非线性技术的发展和成熟，使我们开发出新的医学专家系统成为现实。未来的智能医学诊断和治疗专家系统将成为医生们最得力的助手，它将为各种疾病的预防、诊断和治疗做出更大的贡献。

第五节 计量医学分析技术

计量医学是在现代医学基础上，运用数理统计、统计决策理论、多元分析方法、数学模拟和控制理论等方法，给予疾病的诊断、治疗、预防和预后等过程以适当的定量描述，从而使用电子计算机进行运算，得到定量的结论。计量医学的发展，扩大了电子计算机在医学上应用的范围，同时由于在诊断和治疗过程中定量方法的引入，还将引起医学理论和方法的变革。

一、多元分析方法

多元分析方法是一类统计学方法的总称。这类方法的目标是从反映事物的相互关联的多种观测（或测量数据），去寻求事物的简明记述（如分类），对事物进行预测和判断，找寻支配事物的主要因素等等。在医疗诊断中应用最多的多元分析方法是判别分析，主要用于分类或鉴别诊断。以测定量作为变量，构成判别函数，通常分成K类的判别要求用K个判别函数。判别函数可以从实验组数据中，用贝叶斯准则或其他统计方法定出。例如根据多种肝功能检查(包含其他症状在内的20多种项目)，去鉴别肝癌、肝硬化、慢性肝炎，其确诊率可略高于医生诊断的平均水平。用类固醇类激素治疗肾病综合症，以此法预测是否有效，也得到较好的结果。

总的来说，多元分析方法在计量诊断方面已较广泛使用。它是以群体的统计特性为基础，将多种来源信息中的无用成分排除，充分利用测量所得信息，进行分类或判断。在一些具体的疾病诊断、预测等方面已取得有用的结果。

二、数学模型与模拟方法

应用不同的数学模型，将影响疾病变化过程的各个因素的关系，用数学关系式联系起来。用这样的数学关系式，或称数学模型来刻画疾病的过程，为解决医学问题提供了一种有效的手段。近年来数学模型与模拟方法，在医学文献中显著增加。首先，模型与模拟方法可用于阐明生物机体的功能，建立生理、病理过程的数量关系等，此外也可以直接应用于临床。但这种方法在计量医学中的应用还才开始,不如多元分析那样普遍。从问题提出到数据的收集和处理，并根据已知的一些医学知识，先构成初步的模型，用此模型进行模拟，再将模拟的结果与实际过程比较，发现不完全符合时，可增加或订正数据，改进处理方法并修改模型，这些工作可能要反复多次，才能得到比较满意的结果。

三、控制理论

控制理论是研究自动机器的设计和分析的理论和方法。现在大家已经了解自动机器与生物机体之间在许多方面有相似之处，如都用反馈来实现对被调节量的稳定等。所以可以用控制理论来解决生物体的调节控制问题。而疾病的诊断和治疗本身，就可看作是调节控制问题。例如诊断与治疗就是根据从病人来的信息对病人进行控制使病人从病态回归到正常生理状态的过程。

现代控制理论是用状态方程来描述系统，研究系统的可控性与可观察性，以找出系统的可控和可观察的条件。所谓可控性是指在已定条件下，控制量是否能使系统达到所有可能的任何状态。可观察性就是在已有的测量中，能否估计出系统内部的所有状态。如果将身体各系统的状况看作是状态，药物和治疗方法作为控制量，若能满足可控性条件，则疾病一定可以治愈，满足可观察性条件，就可以从这种测量中得到完全正确的诊断。可惜，人体包含的状态变量太多，而能测量的量较少，一种疾病治疗的方法也只有少数几种，所以不能满足可控性与可观察性条件。由此可见以整个个体为对象，对状态变量的分析方法，目前还不能成功应用。但对局部系统来说则是可能的。

此外，当不满足可观察性时，可以用状态观察器去取得所有状态的信息。如已用观察器从血糖的测量数据中取得关于血中胰岛素含量的信息。在人工脏器的控制、医疗过程的自动化方面，控制理论也在日益发挥它的作用。

第六节 Hadoop 与 NoSQL 数据库

Hadoop 是一个由 Apache 基金会所开发的分布式系统基础架构。用户可以在不了解分布式底层细节的情况下，开发分布式程序。NoSQL Not Only Sql，是非关系数据库。使用 Hadoop 和 NoSQL 可以构造海量数据解决方案。

一、分布式系统基础架构 Hadoop

Hadoop 是分布式系统基础架构，是能够对大量数据进行分布式处理的软件框架。但是 Hadoop 是以一种可靠、高效、可伸缩的方式进行处理的。Hadoop 是可靠的，因为它假设计算元素和存储会失败，因此它维护多个工作数据副本，确保能够针对失败的节点重新分布处理。Hadoop 是高效的，因为它以并行的方式工作，通过并行处理加快处理速度。Hadoop 还是可伸缩的，能够处理 PB 级数据。此外，Hadoop 依赖于社区服务器，因此它的成本比较低，任何人都可以使用。

Hadoop 是一个能够让用户轻松架构和使用的分布式计算平台。用户可以轻松地在 Hadoop 上开发和运行处理海量数据的应用程序。它主要有以下几个优点：

1. 高可靠性

Hadoop 按位存储和处理数据的能力值得人们信赖。

2. 高扩展性

Hadoop 是在可用的计算机集簇间分配数据并完成计算任务的，这些集簇可以方便地扩展到数以千计的节点中。

3. 高效性

Hadoop 能够在节点之间动态地移动数据，并保证各个节点的动态平衡，因此处理速度非常快。

4. 高容错性

Hadoop 能够自动保存数据的多个副本，并且能够自动将失败的任务重新分配。

Hadoop带有用Java语言编写的框架，因此运行在Linux生产平台上是非常理想的。Hadoop上的应用程序也可以使用其他语言编写，比如C++。

二、非关系型的数据库NoSQL

NoSQL，泛指非关系型的数据库。随着互联网web2.0网站的兴起，传统的关系数据库在应付web2.0网站，特别是超大规模和高并发的SNS类型的web2.0纯动态网站时已经显得力不从心，暴露了很多难以克服的问题，而非关系型的数据库则由于其本身的特点得到了非常迅速的发展。NoSQL数据库的产生就是为了解决大规模数据集合多重数据种类带来的挑战，尤其是大数据应用难题。

虽然NoSQL流行语火起来才短短一年的时间，但是不可否认，现在已经开始了第二代运动。尽管早期的堆栈代码只能算是一种实验，然而现在的系统已经更加的成熟、稳定。不过现在也面临着一个严酷的事实：技术越来越成熟——以至于原来很好的NoSQL数据存储不得不进行重写，也有少数人认为这就是所谓的2.0版本。这里列出一些比较知名的工具,可以为大数据建立快速、可扩展的存储库。

三、NoSQL数据库分类

1. 值（Key-Value）存储数据库

这一类数据库主要会使用到一个哈希表，这个表中有一个特定的键和一个指针指向特定的数据。Key-Value模型对于IT系统来说的优势在于简单、易部署。但是如果DBA只对部分值进行查询或更新的时候，Key-Value就显得效率低下了。举例如：Tokyo Cabinet/Tyrant，Redis，Voldemort，Oracle BDB。

2. 列存储数据库

这部分数据库通常是用来应对分布式存储的海量数据。键仍然存在，但是它们的特点是指向了多个列。这些列是由列家族来安排的。如：Cassandra，HBase，Riak。

3. 文档型数据库

文档型数据库的灵感是来自于Lotus Notes办公软件的，而且它同第一种键值存储相类似。该类型的数据模型是版本化的文档，半结构化的文档以特定的格式存储，比如JSON。文档型数据库可以看作是键值数据库的升级版，允许之间嵌套键值。而且文档型数据库比键值数据库的查询效率更高。如：CouchDB，MongoDb。国内也有文档型数据库SequoiaDB，已经开源。

4. 图形（Graph）数据库

图形结构的数据库同其他行列以及刚性结构的SQL数据库不同，它是使用灵活的图形模型，并且能够扩展到多个服务器上。NoSQL数据库没有标准的查询语言（SQL），因此进行数据库查询需要制定数据模型。许多NoSQL数据库都有REST式的数据接口或者查询API。

四、NoSQL 数据库应用环境

总结NoSQL数据库在以下的这几种情况下比较适用：

1. 数据模型比较简单。

2. 需要灵活性更强的IT系统。

3. 对数据库性能要求较高。

4. 不需要高度的数据一致性。

5. 对于给定key，比较容易映射复杂值的环境。

第七节 语义分析技术

语义分析一直是许多计算机从业者研究的重要课题，也是自然语言理解领域需要解决的根本性问题和追求的目标。

一、语义分析的概念

语义分析是指在分析句子的句法结构和每个词词义的基础上，推出能够反映该句子意义的形式化表示。通过语义分析，可以理解人类自然语言，并进行深入的知识获取推理，从而抽取出自然语言语句背后的语义信息，使计算机与人类能无障碍地沟通。在信息检索领域，语义检索技术较传统的关键字检索，无论在检索效果还是用户体验方面，都有诸多优势。语义检索融合了信息检索、语义分析以及信息融合等诸多方法，已成为现阶段该领域研究的一项重要技术。在 Lu-cene 索引技术基础之上，提出了语义检索的方法，即对语句进行语义分析，获得一种描述语句浅层语义信息的形式化表示，并对这种形式化表示建立索引；将表述语义联系的多层次相似度通过信息融合技术进行融合，并将其映射成查询语句与索引数据之间的相似度，达到语义检索的目的。

现今比较实用的信息检索系统主要采用关键词匹配技术。但是随着用户对检索效果的要求，关键词匹配技术存在局限性，这为语义检索的提出提供了条件。在语义检索的研究中，主流思想是基于本体理论，通过本体的语义网络和推理机制来实现概念间的语义关联。由于本体理论的特殊性，其强大健全的语义网络是本体实际应用的先决条件，也成为了制约其发展的重要因素。其他的一些研究从提取语义信息入手，通过挖掘词形背后的语义，来探索基于语义的概念匹配方法，从而提高检索系统的语义处理能力。

现阶段，通过语义分析从现代汉语语句中提取浅层语义信息，并以此作为语义检索的数据源的研究并不多见。语义分析技术大部分用于文本信息的过滤、文本主题信息提取等应用中。随着语义分析技术的不断发展和完善，如果将语义分析研究积累的成果用于语义检索的研究中，可以有效地满足用户的需求。需要通过将用户查询语句与被查询语句在语义层面的相似度表示为用户查询意图与查询数据之间的语义联系，从而达到语义检索的目的；所提思想很好地避开了本体理论需要建立纷繁复杂的语义网络以及实现和计算复杂等诸多问题。

对于待处理的文本信息，通过语义分析的方法提取出其中的语义信息，并对语义信息建立索引，以备查询需要。对于用户的查询数据，采用同样的方法处理成可供查询使用的检索信息。其中，索引信息是以关键字和语义片段的形式存储的，下面将较为详细地描述语义信息的具体形式和建立索引的方法。根据相关检索技术能够计算出关键字、语义片段等索引信息的相似度，然后采用信息融合技术将计算出的各个语义层次的相似度进行融合，得到最终查询语句与系统文本数据的相似度，从而完成整个检索过程。语义分析的总体思想及处理流程见图 7-1。

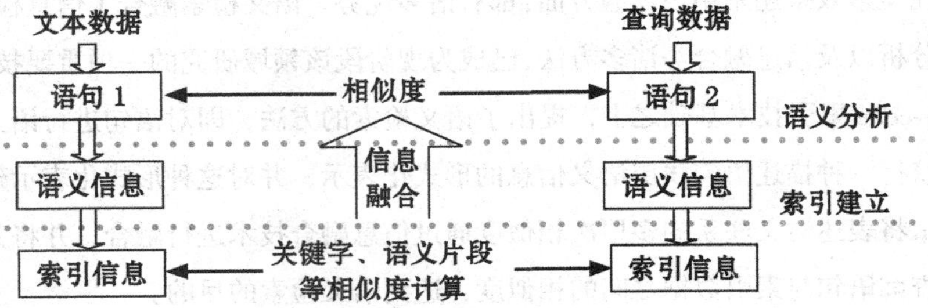

图 7–1 语义分析的总体思想及处理流程图

二、语义分析的方法

1. 语句过滤

因为以后流程需要的原因，对于语法处理结果中一些没有语义信息（如独词句）或者无法正常获取语义信息的语句，本模块会将其过滤掉。

2. 语句主干提取

根据句法分析后，获取词之间的依存关系，去掉句中的修饰词，提取语句的主干。如在句子中出现定中关系、状中关系等即可去掉其中表示定语、状语的词。例如“我悄悄地走了,正如我悄悄地来”,其中“悄悄地”即为状语成分，需要舍弃。

3. 句型识别

根据获取的句子的主干成分，通过分析主干成分的词性来确定该句子所属的句型。如当某一句子成分为“代词＋动词＋名词”时，即可确定该句子为主谓宾形式的陈述句；当句子成分为“名词＋动词＋名词＋动词”时，即可确定该句子为兼语句形式的陈述句。当然，汉语语句的句型还有很多，如连动、“被”字句、“把”字句、复合句型等。通过句型的识别，即可确定语句中概念之间存在的语义关系，如被字句中“A 被 B 打了”，即可确定其中的语义关系为“施事（B，打)”，“受事（打，A)”。

4. 修饰词语义提取

在提取语义信息之前，需要分析句中的修饰词，提取其中可能存在的语义信息，如定语、补语等。

5. 语义信息生成

根据前面多个过程的处理结果，分析并提取其中的语义信息，以某种形式表示出来。本文采用语义片段的形式,例“施事__ A __ B”“时间__ C __ D”“主谓宾__ A __ B __ C”等。根据具体语义片段的长度,将语义片段分为 1 级、2 级、多级语义片段等。

三、语义信息的表达

经过上述流程，可以将自然语言语句处理为富含语义信息的语义片段，其中语义片段主要描述概念之间的语义关系。为便于分析和记录的语义关系，采用如“施事”“受事”“时间”“地点”“拥有”等语义关系，通过这些标签来描述概念之间的语义关系，从而达到表示语句语义信息的目的。

第八节 并行计算技术

并行计算处理，是将一项大的数据处理与数值计算任务或任务的局部分裂成为多个可相互独立、同时进行的子任务，并通过对这些子任务相互协调地运行和实现，从而达到快速、高效地对给定问题求解的处理方法。并行处理通常涉及如下三个相互关联的方面：计算技术的并行化、数值算法的并行化和处理设备计算机结构的并行化。其中计算技术并行化和处理设备计算机结构并行化主要基于计算机硬件设备优化和部署，在此不详述。以下重点介绍软件方面数值算法并行化方法。

一、并行计算的定义

并行算法，简单地说就是适合在并行计算机和向量计算机上求解问题的数值方法。Kung（1980）在《并行算法结构》一文中将并行算法定义为：“多个并发进程的集合，这些进程同时并相互协作地进行运行处理，从而进程同时并相互协作地进行运行处理，从而达到对给定问题的求解。”并行算法的研究最初可以追溯到20世纪60年代，它与并行计算机的研制是同时进行的。

二、典型并行算法

1. 矩阵计算的并行化

矩阵向量积运算是数值分析领域中十分常用的基本运算。矩阵乘法的并行处理其研究重点是如何降低运算量的阶。矩阵的特征值计算与谱分解是工程计算特别是有限元结构分析中备受关注的计算数学问题，也是数值线性代数的基本问题之一。

2. 线性系统的并行算法

方程组的求解一直是计算数学研究的主要内容之一。许多类型的工程数据分析问题，最后都可转化成线性或非线性方程组的求解问题。由于采用差分方法逼近微分方程等实际问题中广泛出现带状系统即为带状矩阵的求解问题，因此，带状线性系统、三对角线性系统及块状三对角系统的并行算法多年来一直占据着线性方程组并行算法研究的主要位置。

3. 递归问题的并行处理

递归问题的并行处理技术由 Kogge 提出，在各类具有结合律性质的算子多项联合处理以及各类可用递推关系表示的问题中都有着广泛的应用。

4. 图像并行处理技术

近年来，人们又着手研制结构的图像处理系统。与结构相比，结构的最大优点在于它比较适合于对图像的深层次分析与处理工作。例如，它可以使每个处理器处理图像对象的一个局部或完成不同的算法，实现对整个图像的分割与理解分析。

5. 分类与排序问题的并行处理

所谓分类，就是将一组数据元素按要求的顺序进行排列。按类型划分，分类问题通常区分为分类、归并和求极值三大类。分类问题是一类具有较广泛实际背景和应用范围的问题。例如，排序、查表、信息检索、编制名表和磁带记录排列等都可以转化为适当形式的分类问题进行处理。近二十年来，排序问题的并行处理技术研究得到了长足的进展，并取得了一系列较有影响的并行排序算法。Hisschberg（1978）提出了一组快速排序算法，它是基于 SIMD-EREWZ（只读只写）模型上的并行排序算法，具有较高的并行性。另外 Valiant（1975）提出的并行归并算法，Cole（1978）提出的并行枚举排序算法等等。

并行技术是新一代计算机结构体系研究和应用研究的前沿，也是计算数学领域新兴的有广泛应用前景和背景的分支。近年来，随着巨型机的出现和计算机网络通讯技术的深入，作为实现基于指针通讯算法之基础的排序技术，仍处于迅速发展之中。

第九节 疾病诊断相关分类

疾病诊断相关分类（Diagnosis Related Groups）是基于病人疾病种类、严重程度、治疗手段等条件的病人分组方法。最早是由美国于 20 世纪 70 年代开发的，它追求将治疗按疾病的特征、医疗的介入和实施这些介入所需费用的多寡等因素的组合进行分组。其在控制医疗费用增长、规范医疗行为等方面有一定的优越性，已经成为当今国际应用较多的一种医疗服务费用支付方式。

一、疾病诊断相关分类的概念

医疗保险支付方式在费用控制中发挥着极其重要的作用。结算方式和支付水平如何设计，将直接影响到医疗行为，并且进一步影响到医疗费用的控制。疾病诊断相关分类——预付费（Diagnosis Related Groups-Prospective Payment System,DRGs-PPS）支付方式，是基于病人疾病种类、严重程度、治疗手段等条件所分入的疾病相关分组付账方式，DRG 是按“诊断相关分组”的分级系统的字头缩写，是将医院的产出分成不同组别的、可管理的若干个生产线（各种诊疗），这一点十分重要，因为医院的每一位潜在患者都构成了不同类型的产出（他们的生理状况、并发症及对治疗的反应时间都不同）。医院与生产加工或服务的不同在于它基本上只有少量的标准产品（标准产品可在一系列事前设定的可选择方案中加以改变，如不同型号的汽车引擎或不同风格的内饰），标准产品提供了制定标准价格的基础，价格的计算和成本管理都会导致利润的增加。如果医疗卫生系统中没有类似的分组，就不可能成为基于标准价格计算的系统。在按项目付费的系统中，每位患者都是一个独立的产品，都支付独立的价格。每一个治疗都可以包括各种服务和不同用药的组合，因而产生不同的费用。这种体系的弊病是医疗服务购买方和提供方之间没有风险分担，患者的全部费用，包括被动的接受治疗、接受较低效率的医疗服务和管理以及腐败行为都要由购买方来承担。医疗卫生系统中还存在信息不对称问题，例如：医学工作者与购买医疗服务的工作人员在医学知识方面的差异使风险更集中于医疗保险的待遇给付方，而引入基于标准 DRG 的标准价格报销方法为医疗服务购买方提供了更有效的风险共享机制。

二、DRGs 支付标准和模式

在我国，DRGs-PPS 支付方式还处于小范围试点阶段。国内一些地区由于还不具备实施 DRGs 的条件，故只是选择了个别病种实行单病种付费，但推广范围十分有限。2011 年，北京市在单病种付费的基础上，开始试行 DRGs-PPS 支付方式改革。目前，围绕病种支付标准的研究主要有两种模式，一种以费用为基础；二是以成本为基础。

1. 以费用为基础的支付标准

目前，我国部分地区实行单病种付费的标准主要还是以住院病人历史实际发生费用作为支付依据，不同地区在确定支付标准时存在一定差异。一些地区使用同等级医院近 3 年单病种住院的平均费用，总体下浮 10% 作为单病种付费标准；还有一些地区以当前病种实际费用为基础，对医药费用的合理程度进行评价，减扣不合理部分，增加应当提供的服务，调整病种费用。以实际发生的住院费用作为支付依据，计算较简便，数据采集容易，与原有的按项目支付方式具有可比性，利于分析，在实施中对医、患的影响不会很大，对医院的运营及医保基金的支付不会有太大的波动。但是基于费用计算的前提是承认原来所有的医疗服务项目定价标准是科学合理的，可是多年按项目付费的实践和相关研究表明，医疗服务领域存在着医疗收费结构不合理、项目价格不能真实反映医疗服务成本的情况。因此，基于费用的计算的支付标准可能会偏离实际成本。

2. 以成本为基础的支付标准核算

包括以项目成本为基础的项目成本叠加法和基于临床路径的病种成本核算。

2010 年财政部、卫生部发布的《医院财务制度》中规定："病种核算办法是将为治疗某一病种所耗费的医疗项目成本、药品成本及单独收费材料成本进行叠加。"测算病种成本的基本过程就是通过所记录的住院病人的医疗服务项目，利用已知的服务项目成本，求得每一例住院病人的医疗成本，然后依据一定的分类标准，将成本相同或相近的病例组合成一个病种组，测算得出该病种组队平均成本。这种测算方法操作起来比较简便明确，有一定的科学依据，最后的测算结果是综合成本，而不是医疗费用，可以更直接地评价某一类疾病的医疗服务利用强度。但前提是病种所涉及的诊疗项目能够完整归集，并且医疗服务的项目成本是已知的。

基于临床路径的病种成本核算的特点是：以往病种的成本核算是在不干预医生行为的前提下测算的病种实际平均成本，医院可据此计算出是盈利还是亏损。但是这种测算方法容易造成极大的病种成本差异，同一病种在不同地区、不同医院差异非常大，这就给病种成本的标准化管理以及制定统一的支付标准带来困难。一些学者对应用临床路径测算病种成本的方法进行了讨论，通过专家咨询、对诊疗流程进行优化修正，主要侧重于对平均床日数的缩短，减少不必要的检查、检验次数，并增加必要的服务项目，使流程更趋合理、有效和节省。根据临床路径测算的成本，对于医保部门制定付费标准及医院进行成本控制具有很大意义。基于临床路径的病种成本核算对诊疗行为进行了规范，使成本数据更加合理和可控。但需要注意的是，针对单纯疾病制定临床路径是比较容易和明确的，但是对于一个病组来说，组内可能包含多种疾病，且会有并发症和伴随病等情况，对病组制定临床路径则会更加困难和复杂。

三、DRGs 支付的发展方向

从医保支付和医院管理的长远角度来看，以成本为依据来制定 DRGs-PPS 支付标准更能准确反映消耗情况，并能够对临床行为进行有效监督。但是，DRGs 成本核算的数据采集难度大，计算方法复杂，对医院的信息化程度和管理水平都有着较高的要求。因此，以成本核算数据作为 DRGs-PPS 支付标准，还需要一个逐步完善和规范的过程。

第八章

医疗行为监管系统的项目管理

第一节 系统立项管理

选择合适的承建商是医疗行为监管系统信息化项目建设能否成功的关键，招标无疑是开启这个关键的钥匙，如何用好这把钥匙，很多细节必须把握。

一、招标前的准备

1. 组织机构

由技术部门（信息中心）、业务主管部门（医院管理科室）联合组成招标领导小组，合作推进招标工作。各业务部门指定 1 ~ 2 人为招标工作组成员，负责经办具体工作。

2. 调研与考察

招标之前，有必要了解国内特别是当地目前医院信息化建设的现状，了解业内相关企业的基本情况。条件允许的话可去有代表性的地区和医院进行实地调研，看看信息系统实际应用的流程和效果，了解项目实施过程中存在的困难和问题等，并听听用户对承建商的评价。可以邀请多家软件公司做技术交流，了解公司背景、观看系统演示、倾听技术人员的解决方案。多方面、多渠道的调研既是了解现状的一个过程，也是自身学习提升的一个过程，可以增强相关人员对项目的理解和把控，为后续招标方案的制定奠定基础。

3. 制定招标方案

根据业务需求结合技术要求制定招标方案，包括建设范围、建设内容、建设进度、技术要求、验收与售后等。建设范围中实施的医院数量范围、功能模块数量范围都要明确，以便于后期的验收与付款。建设内容中对于系统功能的设计既要满足当前功能的需要又要具备一定的前瞻性，充分考虑系统接口的兼容性和开放性。技术要求和建设模式相适应，不管是集中还是分布式部署，系统的性能和安全都要兼顾。建设进度、验收和付款三者要结合，分步骤实施，按进度付款。售后中除对常规服务有要求外，对于本地服务团队也需要有明确的条款，为今后系统的应用推广提供保障。

招标文件应包括以下内容：投标邀请书、投标须知、技术规格和要求、评标方法及评标标准、拟签订合同的格式及主要条款。

4. 审定招标方案

招标领导小组组织对招标方案进行审定，邀请纪检监察部门和相关专家参加。由工作组负责介绍方案及说明，与会人员发表意见，分管领导发表意见等。对于不能形成共识的商务参数或条款可按少数服从多数原则进行确认，对于不能形成共识的技术参数或条款由技术部门和专家遵循少数服从多数原则进行确认。所有集体讨论形成会议纪要，归入项目文书资料档案。

5. 其他注意事项

（1）为了让投标人获取其认为有必要的信息，招标人可安排所有获取招标文件的投标人进行需求交底，即介绍项目相关要求，就标书有关条款进行解释，向投标人提供项目点有关资料和数据，招标人对投标人由此而作出的推论、理解和结论概不负责。

（2）投标人在领取招标文件及需求交底后有疑问的，应以书面形式提出，招标人应于投标截止时间至少 15 日前，以书面形式回答，并将回答同时送达所有获取招标文件的投标人。任何口头上的修改、澄清、答疑一律无效。

（3）澄清、修改、答疑等补充文件作为招标文件的组成部分，与招标文件具有同等效力。当招标文件、修改补充通知、澄清、答疑纪要的内容相矛盾时，以时间在后的文件内容为准。

二、招标管理

评标委员会由招标人熟悉业务的代表和软件、经济等方面的专家组成，成员人数为五人以上单数，其中业务、软件等方面的专家不得少于成员总数的三分之二。专家应当从事相关领域工作满八年并具有高级职称或者具有同等专业的资质。

投标人要保证开发的软件系统没有侵犯其他专利权、商标权、著作权或其他知识产权。如果发生第三方向招标人进行侵权指控，将由投标人承担由此而引起的一切经济和法律责任。

评标委员会经评审，认为所有投标都不符合招标文件的，可以否决所有投标。评标委员会否决不合格投标或者界定为废标后，因有效投标不足三个使得投标明确缺乏竞争的，评标委员会也可以否决全部投标。

所有投标被否决的，招标人应当依法重新招标。

招标人应自确认中标人之日起十五日内，向投标监督管理局（招投标管理办公室）及有关行政主管部门提交招标投标情况的书面报告。

中标通知书对招标人和中标人具有法律效力。中标通知书发出后，招标人改变中标结果的，或者中标人放弃中标项目的，应当依法承担法律责任。

三、合同管理

合同管理包括管理合同正文及附件，还包括招标文件、招标补充文件、投标书、需求分析说明书及有关设计文档，这些文件均视为与合同有同等效力的约束文件。

1. 合同执行

将买卖双方需要执行的各类事项按时间顺序逐一列出，如买方应提供的资料、组织的会议等，卖方“设立办事机构”、应派出的人员、应提交的文档和资料。合同各事项执行情况，均应形成双方认可的文字资料。任意一方没有按时按要求履行合同，另一方都有义务按合同约定的通告方式告知对方，并保留能证明自己已发出了告知的证据。

2. 合同变更

合同中各事项如有变更，需经双方有资质的人员（如项目联系人）签字、盖章，形成书面材料，仅凭某一领导的讲话、表态或某份材料文件不能作为合同变更的依据。某些变更如项目负责人的更换，还必须同时提供相关的资质证明材料。任意一方擅自变更了合同项目，另一方都有义务按合同约定的通告方式告知对方，并保留能证明自己已发了告知的证据。

3. 合同支付

“买方应按以下方式支付经费”必须与合同其他条款关联，如与“卖方应当按以下方式向买方支付开发服务成果”“按以下标准及方法对卖方完成的开发及服务成果进行验收”等条款关联。如果支付有变更，应按合同变更的进行管理。

第二节 系统研发管理

医疗行为监管系统的研发管理是基于医疗行为监管系统框架，结合用户需求，实现软件基础研发和面向医院用户本地化开发的全过程管理，以下是几个关键过程的管理方法和流程。

一、软件需求调研

本阶段主要完成系统需求，通过项目需求的正式评审，并对需求变更进行控制。软件需求过程管理流程见图 8–1。

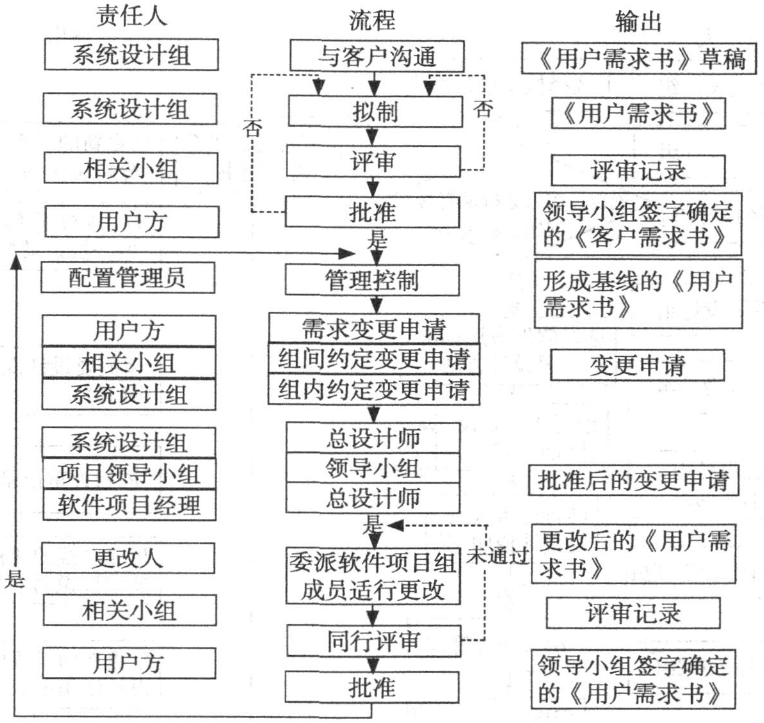

图 8-1 软件需求过程管理流程示意图

二、软件设计过程管理

本阶段在需求分析的基础上主要完成系统设计，通过系统设计的正式评审，并对需求变更而产生的设计变更进行控制。包括概要设计过程控制和详细设计过程控制。

1. 概要设计过程控制

概要设计过程控制的流程见图 8-2。

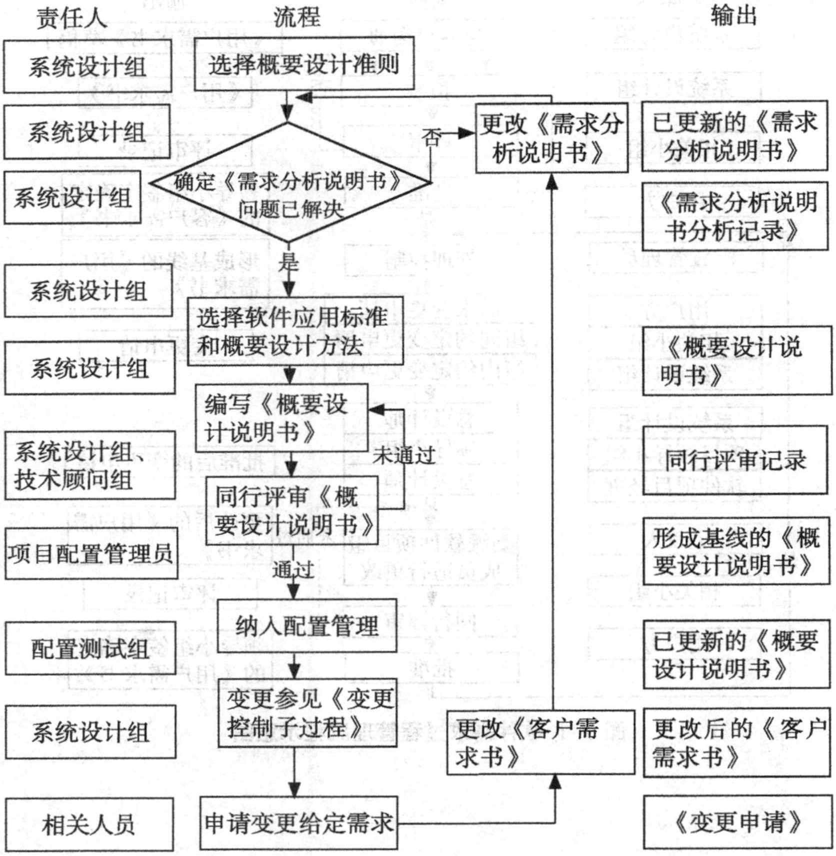

图 8–2 概要设计过程控制流程示意图

2. 详细设计过程控制

详细设计过程的控制流程见图 8–3。

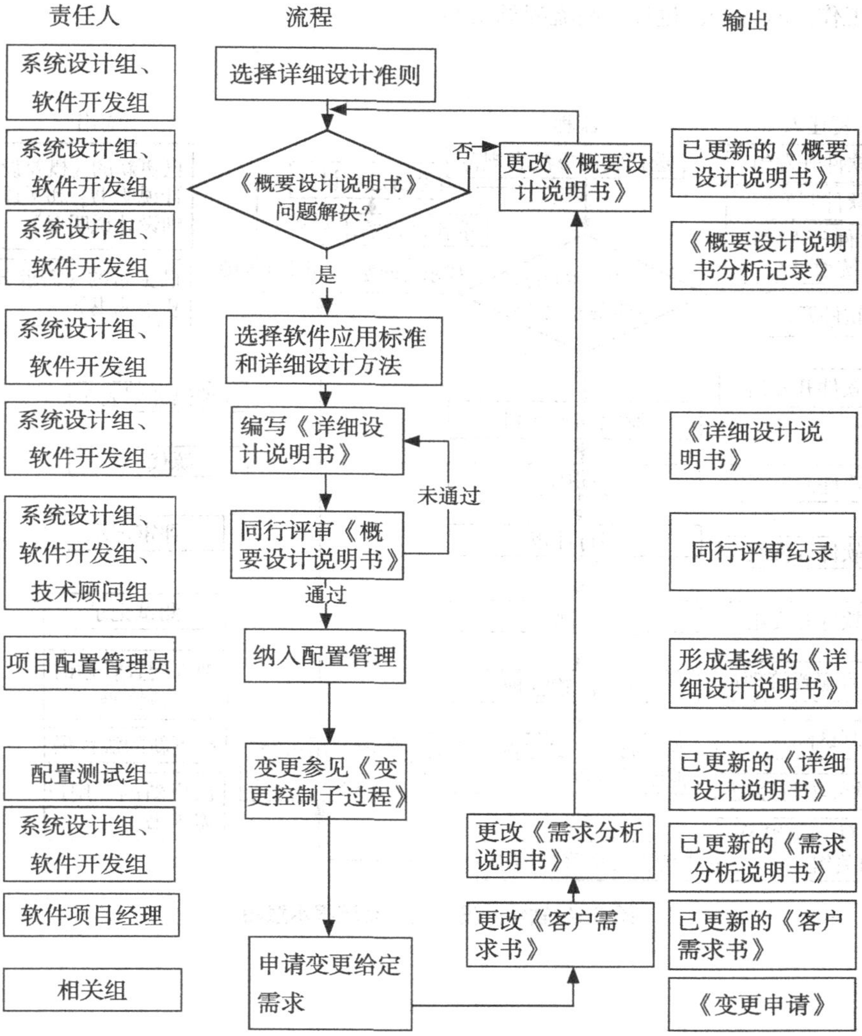

图 8-3 详细设计过程控制流程示意图

三、软件开发过程管理

项目的开发管理旨在根据需求分析和概要设计及详细设计的要求，配置管理要求，完成软件的编码以及相关文档，并根据设计的需求变更完成相应的变更工作。软件开发过程控制流程见图 8–4。

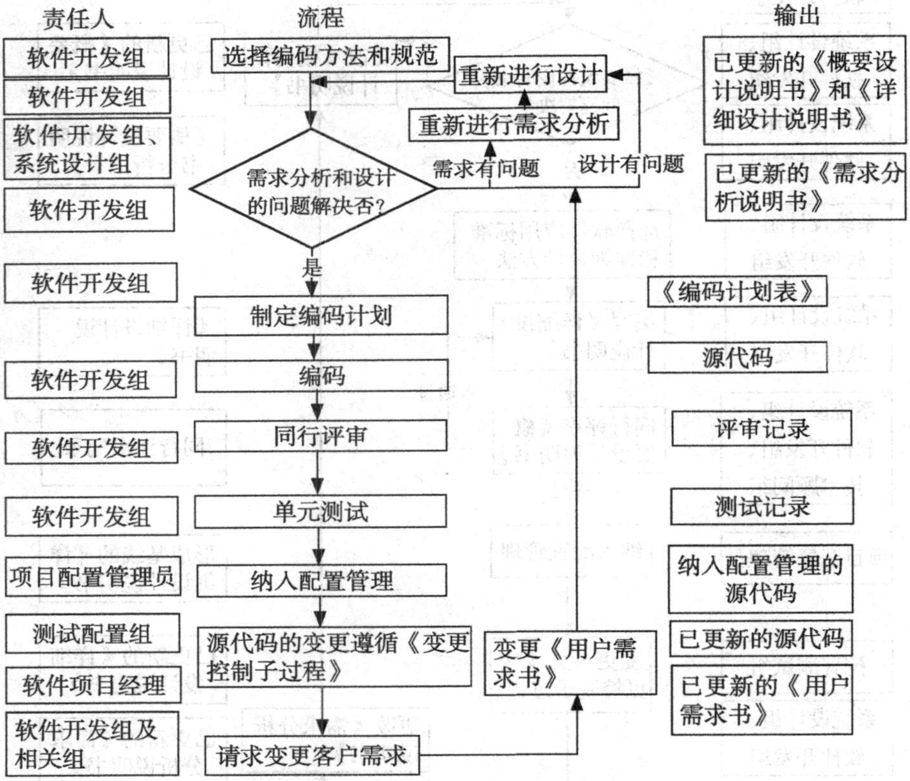

图 8–4 软件开发过程控制流程示意图

四、软件测试过程管理

测试管理旨在保证项目开发的质量，确保项目研究的功能实现和性能指标满足设计要求。软件测试过程控制流程见图 8–5。

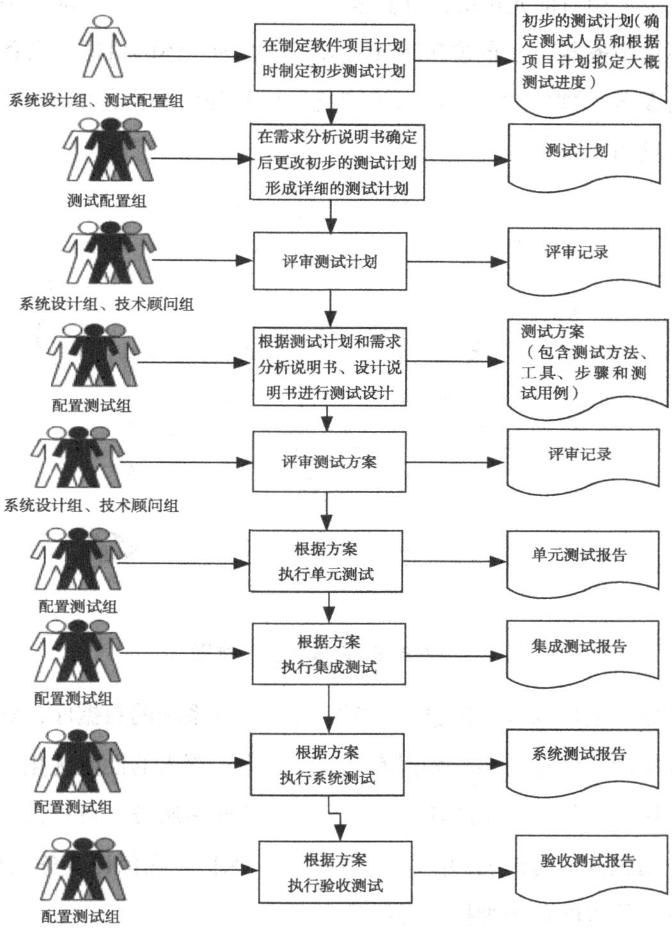

图 8-5 软件测试过程控制流程示意图

第三节 系统部署管理

通过构建医疗行为监管系统，用于核心应用服务系统的建设和部署，支撑医疗行为管理业务应用的建设和部署，实现对医疗服务的监管和预警等。医疗行为监管系统面向医院提供医疗行为监管信息化服务，考虑到平台的可扩展性、易维护性，采用目前先进的云计算模式，进行一体化部署。即在中心机房部署一台集刀片服务器、分布式存储及网络交换机为一体的机框式设备，预集成虚拟化平台及云管理软件，并通过虚拟化平台创建医院内部的数据云及应用云。总体部署见图 8-6。

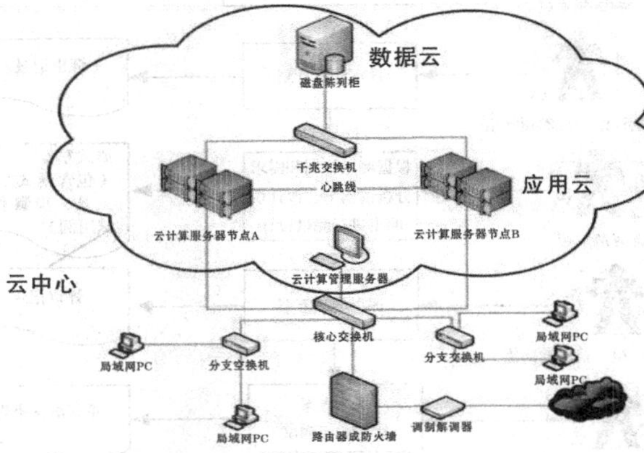

图 8-6 总体部署示意图

在数据云上可以按需创建医院医疗行为监管系统的数据库，资源可按需调配、线性扩展，并针对不同数据库应用需要进行深入的性能优化。

在应用云上部署医院医疗行为管理系统的应用服务，可根据负载情况进行动态的应用服务横向扩展，并实现业务的动态保护。在保证业务运行的情况下，可以进行不停机的业务维护、升级等操作。

在业务最前端部署负载均衡服务，采用主备模式运行，自动对各应用服务的负载进行调整。当单台应用出现故障，可以无缝自动切换到其他应用服务器。

中心机房部署支持 VPN 功能的高性能防火墙，能够防护来自于外部的攻击，并能对 VPN 上联用户行为进行访问控制管理。同时能提供入侵检测的功能。同时平台系统提供了严格的用户认证及权限管理功能。整个部署需促使医疗行为监管系统符合国家信息安全等级保护 3 级的要求。

第四节 系统实施管理

软件实施管理是整个工程的最关键部分之一，为保证软件的施工进度和质量，以及今后的软件维护，需建立以施工经理为核心，负责总协调，以问题收集员为纽带，负责施工与软件的开发与维护组的联系，形成从工程需求、施工安装、文档管理、版本控制到运行维护的软件施工管理规范和流程，并实现计算机管理。

一、软件施工与维护管理

软件施工与维护过程中的需求收集流程见图 8-7。

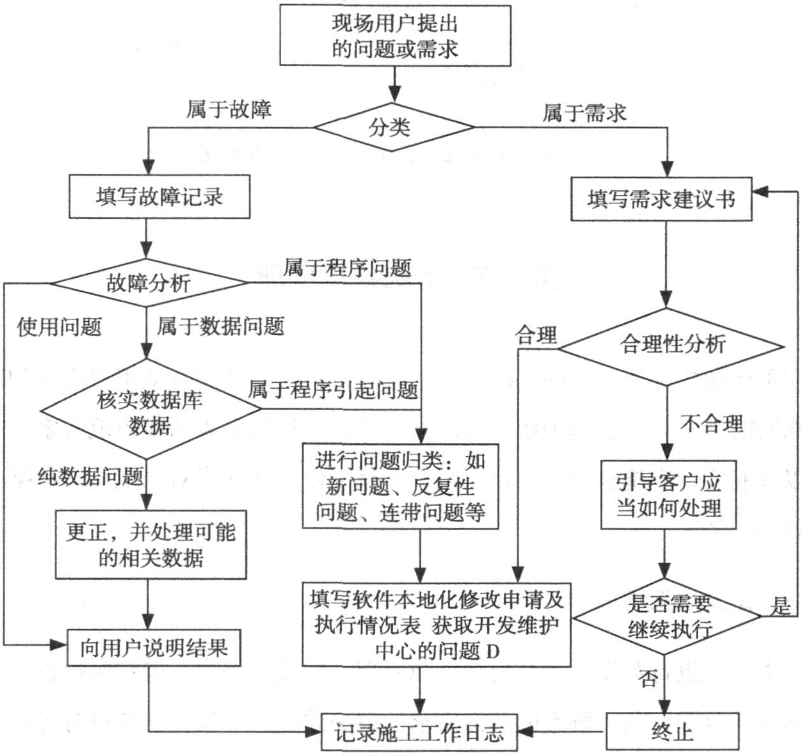

图 8-7 软件施工与维护过程中的需求收集流程图

二、软件施工与维护文档管理

软件施工与维护文档管理流程见图 8-8。

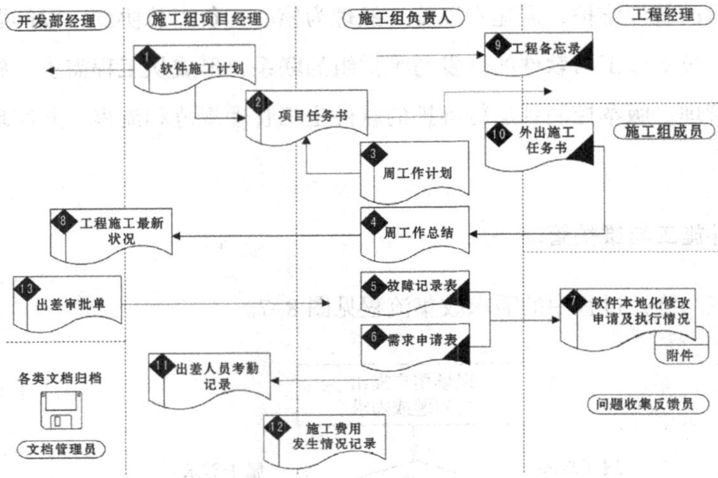

图 8-8 软件施工与维护文档管理流程图

第五节 系统数据管理

在平台架构部署完成的基础上，数据分析人员应该同时从用户需求和源系统两端同时展开分析，基于用户需求制定平台接口数据表功能规范的定义和管理，以及制定、实施和管理项目点数据迁移工作，并完成对系统所需数据的迁移、转换和清洗。

一、定义数据需求

在本阶段进行数据需求分析和资源发现，定义好需求，确定医疗行为监管目标和覆盖范围，是了解当前具体需求的解决途径。对现有资源进行评估，确定数据分析和挖掘目标，制定数据处理计划，从获取的原始数据中抽取一定数量的数据子集，建立数据仓库。

二、数据预处理

数据预处理主要包括数据清理、数据集成、数据归约和概念分层。

1. 数据清理

数据清理主要处理空缺值，平滑噪声数据（脏数据），识别、删除孤立点。数据清理的基本方法有：

（1）空缺值处理：目前最常用的方法是使用最可能的值填充空缺值，比如可以用回归、贝叶斯形式化方法工具或判定树归纳等确定空缺值。这类方法依靠现有的数据信息来推测空缺值，使空缺值有更大的机会保持与其他属性之间的联系。还有其他一些方法来处理空缺值，如用一个全局常量替换空缺值，用使用属性的平均值填充空缺值，或将所有元组按某些属性分类，然后用同一类中属性的平均值填充空缺值。如果空缺值很多，这些方法可能误导挖掘结果。

（2）噪声数据处理：噪声是一个测量变量中的随机错误或偏差，包括错误的值或偏离期望的孤立点值，可以用以下的数据平滑技术来平滑噪声数据，识别、删除孤立点。

①分箱：将存储的值分布到一些箱中，用箱中的数据值来局部平滑存储数据的值。具体可以采用按箱平均值平滑、按箱中值平滑和按箱边界平滑。

②回归：可以找到恰当的回归函数来平滑数据。线性回归要找出适合两个变量的“最佳”直线,使得一个变量能预测另一个。多线性回归涉及多个变量，数据要适合一个多维面。

2. 数据集成

数据挖掘需要对数据进行集成，也就是将多个数据源中的数据合并存放在一个同一的数据存储（如数据仓库、数据库等）中，数据源可以是多个数据库、数据立方体或一般的数据文件。数据集成涉及三个问题：第一，模式集成。涉及实体识别，即如何将不同信息源中的实体匹配来进行模式集成，通常借助于数据库或数据仓库的元数据进行模式识别。第二，冗余。数据集成往往导致数据冗余，如同一属性多次出现、同一属性命名不一致等。对于属性间冗余可以用相关分析检测到，然后删除。第三，数据值冲突的检测与处理。由于表示、比例、编码等的不同,现实世界中的同一实体,在不同数据源的属性值可能不同。

这种数据语义上的歧义性是数据集成的最大难点，目前没有很好的办法解决。

3. 数据归约

数据归约技术可以用来得到数据集的归约表示，它接近于保持原数据的完整性，但数据量比原数据小得多。与非归约数据相比，在归约的数据上进行挖掘，所需的时间和内存资源更少，挖掘将更有效，并产生相同或几乎相同的分析结果。下面介绍几种数据归约的方法：

（1）维归约：通过删除不相关的属性（或维）减少数据量。不仅压缩了数据集，还减少了出现在发现模式上的属性数目。通常采用属性子集选择方法找出最小属性集，使得数据类的概率分布尽可能地接近使用所有属性的原分布。属性子集选择的启发式方法技术有：

①逐步向前选择：由空属性集开始，将原属性集中“最好的”属性逐步填加到该集合中；

②逐步向后删除：由整个属性集开始，每一步删除当前属性集中的“最坏的”属性；

③向前选择和向后删除的结合：每一步选择“最好的”属性，删除“最坏的”属性；

④判定树归纳：使用信息增益度量建立分类判定树，树中的属性形成归约后的属性子集。

（2）数据压缩：应用数据编码或变换，得到原数据的归约或压缩表示。数据压缩分为无损压缩和有损压缩。比较流行和有效的有损数据压缩方法是小波变换和主要成分分析。小波变换对于稀疏或倾斜数据以及具有有序属性的数据有很好的压缩结果。主要成分分析计算花费低，可以用于有序或无序的属性，并且可以处理稀疏或倾斜数据。

（3）数值归约：数值归约通过选择替代的、较小的数据表示形式来减少数据量。数值归约技术可以是有参的，也可以是无参的。有参方法是使用一个模型来评估数据，只需存放参数，而不需要存放实际数据。有参的数值归约技术有以下两种：

①回归：线性回归和多元回归；

②对数线性模型：近似离散属性集中的多维概率分布。

无参的数值归约技术有三种：

①直方图：采用分箱技术来近似数据分布，是一种流行的数值归约形式。其中 V– 最优和 Max Diff 直方图是最精确和最实用的；

②聚类：聚类是将数据元组视为对象，它将对象划分为群或聚类，使得在一个聚类中的对象“类似”，而与其他聚类中的对象“不类似”，在数据归约时用数据的聚类代替实际数据；

③选样：用数据的较小随机样本表示大的数据集，如简单选样、聚类选样和分层选样等。

4. 概念分层

概念分层是通过收集并用较高层的概念替换较低层的概念来定义数值属性的一个离散化。概念分层可以用来归约数据，通过这种概化尽管细节丢失了，但概化后的数据更有意义、更容易理解，并且所需的空间比原数据少。对于数值属性，由于数据的可能取值范围的多样性和数据值的更新频繁，说明概念分层是困难的。数值属性的概念分层可以根据数据的分布分析自动地构造，如用分箱、直方图分析、聚类分析、基于熵的离散化和自然划分分段等技术生成数值概念分层。分类数据本身是离散数据，一个分类属性具有有限个不同值，值之间无序。一种方法是由用户专家在模式级显示地说明属性的部分序或全序，从而获得概念的分层；另一种方法是只说明属性集，但不说明它们的偏序，由系统根据每个属性不同值的个数产生属性序，自动构造有意义的概念分层。

三、数据分析与应用

1. 医疗质量数据应用

（1）工作量指标趋势分析：反映医疗工作量的指标有很多种，比如：门急诊人次、出院人次指标反映了医院每年服务病人门诊工作量和住院工作量的增减程度，只有做到门诊量、住院量及收入总量的同步持续稳定增长，医院才能有持续性发展。因此，我们可以利用数据挖掘技术中的环基比和定基比来分析数据的增长速度和发展速度，也可以用曲线拟合来预测未来的发展趋势。

（2）工作量指标影响因素分析：进行各种工作量指标影响因素分析的目的，是科学、合理地评价各种影响因素，找出影响关键变量发展变化的主要因素，为医院决策管理提供依据。比如：医院收治病人数是医院工作量的重要指标，直接影响医院的社会效益和经济效益。有研究报道，利用数据挖掘技术中的灰色关联分析方法对医院收治病人数的影响因素进行分析发现，从关联度大小看，病床周转次数、住院病人手术人次与年收治病人数关联程度较高，是影响医院年收治病人数的主要因素；其次是平均开放病床数和年平均医生人数。

（3）临床治疗效果分析：对疾病预后情况的评价，是医疗质量管理的主要内容。利用病人主记录数据仓库，我们可以对病人的预后情况进行分类。比如在出院病人中，对正常出院病人的情况、死亡病人的情况、转院或转科病人的情况，可通过分析死亡率、治愈率以及好转率特征来制定相关的治疗方案。

（4）疾病诊断分析：根据电子病历首页，我们可建立疾病诊断数据仓库，从大量的诊断中分析医院疾病的构成种类、医院各年疾病的变化规律，找出医院的主要病种，以提示管理者更好地引进医学人才，建立医院的专科特色。

（5）医疗质量综合评价：应用数据挖掘技术对医疗质量进行综合评价，将对加强医疗质量管理起着积极的促进作用。我们可以采用同一评价模式、同一评价指标、同一标化方法、同一权重系数、同一分类方法，对医疗、护理工作检查资料以及根据医院业务工作报表指标，对终末质量进行综合评价比较。

2. 门急诊管理数据应用

（1）门急诊就医趋势分析：从门急诊数据仓库中对就医人群的年龄、职业、性别等特征进行就医人群的动态变化分析，以了解患者的需求，以便决策者采取相关的策略来加强门急诊的科学化管理。比如：门急诊的预约服务就是利用数据挖掘技术而提出来的，实行“预约挂号—直接就诊—后付挂号费”的就诊方式，大大减少了病人在医院的等候时间，提高了服务质量。

（2）门诊病人疾病谱分析：门诊病人疾病谱广泛，病种繁杂，利用数据挖掘技术对门诊诊断进行归类，建立门诊单病种数据仓库，决策者们就可以参考疾病谱来确定学科建设和发展方向，积极应对各种挑战，提高医疗服务质量。

（3）门急诊病人人次的预测：门急诊人次是反映医院工作量的主要指标之

一，常常引起人们的关注。由于它与多种因素相互关联，受某些因素的影响可产生波动现象，因而在应用传统的预测方法时，会受到某种程度的局限。而数据挖掘中的灰色预测是将原始数据生成为较有规律的生成数据后再建模预测的一种预测方法。近年来，灰色预测开始逐步应用在医院的管理方面，为决策者提供参考依据。

3. 病区管理数据应用

（1）病区管理中的指标分析：病区管理是医院管理的重要组成部分，因为“病床”是医院收治病员的基本装备，也是确定医院人员编制、经费、设备和物资分配的主要依据。病床的使用情况对评定医院工作效率和管理水平都具有重要的意义。病床动态周转次数就是利用数据挖掘技术建立的一个新的更有效的病区管理统计指标。

（2）临床科室的综合评价：运用数据挖掘技术可以对医院临床科室进行综合评价，从不同的角度全面地评价科室的工作和经济情况。比如：我们可以运用秩和比法，从数据中选出一些代表性强、独立性好、灵敏性高，且能反映临床科室病床工作效率、治疗质量与质量管理、经济效益等方面的多项指标进行综合评价，以寻找科室的薄弱环节，并采取相应的措施及对策，使医院各科室按“大平衡、小差别”的原则来协调科室的发展，以提高科室的综合管理水平。

4. 医院资源配置数据应用

（1）医护人员优化配置：医院的决策者们可以利用数据挖掘技术得出的结论对全院医护人员的配置进行重新调整，合理安排人力资源，杜绝出现人力资源浪费和短缺的问题，以保证全院各个科室的正常运转。

（2）床位的合理分配：随着医院改革的深入和病人选医生制度的实施，床位的合理分配已越来越重要。管理者可利用数据挖掘技术实施床位的预留和使用分配，保证医院床位的最大利用率。例如：某些医院将所有空床全部汇总到协调处，由一名管理人员按顺序以及病情的轻重缓急安排病人入院。

（3）药品的合理预留：我们可以根据药品销售明细仓库来提取数据，并对这些数据进行宏观分析，以保证药房管理人员合理地预留药品，并缩短库存提前期，使医院药品流通渠道畅通无阻。

5. 医院经济管理数据应用

（1）医疗收入的比重分析：如何合理地控制医疗保健的成本、降低医疗服务的费用，需要严格地制定标准。比如：根据门诊、住院收入的比重分析，领导可以科学合理地依据工作量定人、定岗、定责，做到事事有人干、人人有事干；还可以根据门诊和住院完成的工作质量、收入水平等，进行合理的分配体制的改革，充分调动全院医护员工的积极性；通过对检验收入、放射收入、治疗收入、手术收入的比重分析，来说明临床各科重视检查诊断水平和质量的程度。

另外，药品是否过度应用的问题，也可从用药量分析中得出结论。

（2）医疗收入的相关因素分析：有资料显示，投资回收高的医院使用了以下几项成本策略。首先，控制住院时间，降低医院平均住院日。其次，收入高的医院严格控制间接成本，从而降低了费用，比如控制洗衣房、管理和行政费用。最后，医院应当尽可能考虑用设备替代人力资本。

由于数据分析技术是应用技术，必须将医学领域的专业知识和挖掘人员的专业知识结合，收集大量的数据，反复实践，才能形成一个真正实用的系统。数据挖掘技术在医院管理中有很好的应用领域，可以帮助决策者们制定出管理医院的良好策略，并为医院制定竞争策略提供有力的技术支持。因此，数据挖掘技术对医院未来的发展，将起到辅助实际工作的决策作用。

第六节 系统文档管理

在项目实施的每一阶段的运作过程必须是有组织、责任明确、顺畅执行和留有痕迹的，工程实施文档是工程实施控制的重要文件，是保证工程质量的重要依据，根据《计算机软件文档编制规范》的 GB-T8567-2006 标准，结合医疗行为监管系统的项目特点，系统文档目录见表 8-1。

表 8-1 医疗行为监管系统文档目录表

编号	文档中文目录	英文全称	备注
1	项目入场会议告知	Project Admission ,Meeting	
2	系统编程手册	Soft System Programming Manual	

（续表）

编号	文档中文目录	英文全称	备注
3	系统软件配置项	Computer Software Configuration Item	
4	数据库（顶层）设计说明	Database Design Description	
5	资料条目说明	Data Item Description	
6	开发进度月报	Development Plan Month Report	
7	数据需求说明	Data Requirement Description	
8	硬件配置项	Hardware Configuration Item	
9	接口设计说明	Interface Design Description	
10	接口（软件）需求规格说明	Interface Requirement Specification	
11	项目开发总结报告	Project Development Summary Report	
12	软件配置控制委员会	Software Configuration Control Board	
13	软件配置管理	Software Configuration Manager	
14	软件配置管理计划	Software Configuration Manager Plan	
15	软件（结构）设计说明	Software Design Description	
16	软件开发文件	Software Development File	
17	软件开发文档	Software Development Document	
18	软件开发库	Software Development Library	
19	软件开发计划	Software Development Plan	
20	软件安装计划	Software Installation Plan	
21	软件产品规格说明	Software Product Specification	
22	软件质量保证	Software Quality Assure	
23	软件质量保证计划	Software Quality Assure Plan	
24	软件需求规格说明	Software Requirement Specification	
25	系统／子系统设计（结构设计）说明	System Subsystem Design Description	
26	系统／子系统需求规格说明	System Subsystem Requirement Specification	
27	软件测试说明	Software Testing Descrition	
28	软件测试计划	Software Testing Plan	
29	软件测试报告	Software Testing Report	
30	软件移交计划	Software Transfer Plan	
31	软件用户手册	Software User Manual	
32	软件版本说明	Software Version Description	

以上文档可按项目实际情况需要进行适当剪裁、调整。

第七节 系统安全管理

系统安全管理包括物理安全、网路安全、主机安全、应用安全、数据安全、管理制度、管理机构和人员安全管理。

一、物理安全

1. 机房位置的选择

机房和办公场地应选择在具有防震、防风和防雨等能力的建筑内；机房场地应避免设在建筑物的高层或地下室，以及用水设备的下层或隔壁。

2. 机房访问控制

机房出入口应安排专人值守，控制、鉴别和记录进入的人员；需进入机房的来访人员应经过申请和审批流程，并限制和监控其活动范围；应对机房划分区域进行管理，区域和区域之间设置物理隔离装置，在重要区域前设置交付或安装等过渡区域；重要区域应配置电子门禁系统，控制、鉴别和记录进入的人员。

3. 防盗窃和防破坏

应将主要设备放置在机房内；应将设备或主要部件进行固定，并设置明显的不易除去的标记；应将通信线缆铺设在隐蔽处，可铺设在地下或管道中；应对介质分类标识，存储在介质库或档案室中；应利用光、电等技术设置机房防盗报警系统；应对机房设置监控报警系统。

4. 防雷击

机房建筑应设置避雷装置；应设置防雷保安器，防止感应雷；机房应设置交流电源地线。

5. 防火

机房应设置火灾自动消防系统，能够自动检测火情、自动报警，并自动灭火；机房及相关的工作房间和辅助房应采用具有耐火等级的建筑材料；机房应采取区域隔离防火措施，将重要设备与其他设备隔离开。

6. 防水和防潮

水管安装不得穿过机房屋顶和活动地板下；应采取措施防止雨水通过机房

窗户、屋顶和墙壁渗透；应采取措施防止机房内水蒸气结露和地下积水的转移与渗透；应安装对水敏感的检测仪表或元件，对机房进行防水检测和报警。

7. 防静电

主要设备应采用必要的接地防静电措施；机房应采用防静电地板。

8. 温湿度控制

机房应设置温、湿度自动调节设施，使机房温、湿度的变化在设备运行所允许的范围之内。

9. 电力供应

应在机房供电线路上配置稳压器和过电压防护设备；应提供短期的备用电力供应，至少满足主要设备在断电情况下的正常运行要求；应设置冗余或并行的电力电缆线路为计算机系统供电；应建立备用供电系统。

10. 电磁防护

应采用接地方式防止外界电磁干扰和设备寄生耦合干扰；电源线和通信线缆应隔离铺设，避免互相干扰；应对关键设备和磁介质实施电磁屏蔽。

二、网络安全

1. 结构安全

应保证主要网络设备的业务处理能力具备冗余空间，满足业务高峰期需要；应保证网络各个部分的带宽满足业务高峰期需要；应在业务终端与业务服务器之间进行路由控制建立安全的访问路径；应绘制与当前运行情况相符的网络拓扑结构图；应根据各部门的工作职能、重要性和所涉及信息的重要程度等因素，划分不同的子网或网段，并按照方便管理和控制的原则为各子网、网段分配地址段；应避免将重要网段部署在网络边界处且直接连接外部信息系统，重要网段与其他网段之间采取可靠的技术隔离手段；应按照对业务服务的重要次序来指定带宽分配优先级别，保证在网络发生拥堵的时候优先保护重要主机。

2. 访问控制

应在网络边界部署访问控制设备，启用访问控制功能；应能根据会话状态信息为数据流提供明确的允许 / 拒绝访问的能力，控制粒度为端口级；应对进出网络的信息内容进行过滤，实现对应用层 HTTP、FTP、TELNET、SMTP、POP3 等协议命令级的控制；应在会话处于非活跃一定时间或会话结束后终止网络连接；应限制网络最大流量数及网络连接数；重要网段应采取技术手段防止地址欺骗；应按用户和系统之间的允许访问规则，决定允许或拒绝用户对受控系统进行资源访问，控制粒度为单个用户；应限制具有拨号访问权限的用户数量。

3. 安全审计

应对网络系统中的网络设备运行状况、网络流量、用户行为等进行日志记录，审计记录应包括：事件的日期和时间、用户、事件类型、事件是否成功及其他与审计相关的信息；应能够根据记录数据进行分析，并生成审计报表；应对审计记录进行保护，避免受到未预期的删除、修改或覆盖等。

4. 边界完整性检查

应能够对非授权设备私自联到内部网络的行为进行检查，准确定出位置，并对其进行有效阻断；应能够对内部网络用户私自联到外部网络的行为进行检查，准确定出位置，并对其进行有效阻断。

5. 入侵防范

应在网络边界处监视以下攻击行为：端口扫描、强力攻击、木马后门攻击、拒绝服务攻击、缓冲区溢出攻击、IP 碎片攻击和网络蠕虫攻击等；当检测到攻击行为时，记录攻击源 IP、攻击类型、攻击目的、攻击时间，在发生严重入侵事件时应提供报警。

6. 恶意代码防范

应在网络边界处对恶意代码进行检测和清除；应维护恶意代码库的升级和检测系统的更新。

7. 网络设备防护

应对登录网络设备的用户进行身份鉴别；应对网络设备的管理员登录地址进行限制；网络设备用户的标识应唯一；主要网络设备应对同一用户选择两种或两种以上组合的鉴别技术来进行身份鉴别；身份鉴别信息应具有不易被冒用的特点，口令应有复杂度要求并定期更换；应具有登录失败处理功能，可采取结束会话、限制非法登录次数和当网络登录连接超时自动退出等措施；当对网络设备进行远程管理时，应采取必要措施防止鉴别信息在网络传输过程中被窃听；应实现设备特权用户的权限分离。

三、主机安全

1. 身份鉴别

应对登录操作系统和数据库系统的用户进行身份标识和鉴别；操作系统和数据库系统管理用户身份标识应具有不易被冒用的特点，口令应有复杂度要求并定期更换；应启用登录失败处理功能，可采取结束会话、限制非法登录次数和自动退出等措施；当对服务器进行远程管理时，应采取必要措施，防止鉴别信息在网络传输过程中被窃听；应为操作系统和数据库系统的不同用户分配不同的用户名，确保用户名具有唯一性。应采用两种或两种以上组合的鉴别技术对管理用户进行身份鉴别。

2. 访问控制

应启用访问控制功能，依据安全策略控制用户对资源的访问；应根据管理用户的角色分配权限，实现管理用户的权限分离，仅授予管理用户所需的最小权限；应实现操作系统和数据库系统特权用户的权限分离；应严格限制默认账户的访问权限，重命名系统默认账户，修改这些账户的默认口令；应及时删除多余的、过期的账户，避免共享账户的存在。应对重要信息资源设置敏感标记；应依据安全策略严格控制用户对有敏感标记重要信息资源的操作。

3. 安全审计

审计范围应覆盖到服务器和重要客户端上的每个操作系统用户和数据库用户；审计内容应包括重要用户行为、系统资源的异常使用和重要系统命令的使用等系统内重要的安全相关事件；审计记录应包括事件的日期、时间、类型、主体标识、客体标识和结果等；应能够根据记录数据进行分析，并生成审计报表；应保护审计进程，避免受到未预期的中断；应保护审计记录，避免受到未预期的删除、修改或覆盖等。

4. 剩余信息保护

应保证操作系统和数据库系统用户的鉴别信息所在的存储空间，被释放或再分配给其他用户前得到完全清除，无论这些信息是存放在硬盘上还是在内存中；应确保系统内的文件、目录和数据库记录等资源所在的存储空间，被释放或重新分配给其他用户前得到完全清除。

5. 入侵防范

应能够检测到对重要服务器进行入侵的行为，能够记录入侵的源 IP、攻击的类型、攻击的目的、攻击的时间，并在发生严重入侵事件时提供报警；应能够对重要程序的完整性进行检测，并在检测到完整性受到破坏后具有恢复的措施；操作系统应遵循最小安装的原则，仅安装需要的组件和应用程序，并通过设置升级服务器等方式保持系统补丁及时得到更新。

6. 恶意代码防范

应安装防恶意代码软件，并及时更新防恶意代码软件版本和恶意代码库；主机防恶意代码产品应具有与网络防恶意代码产品不同的恶意代码库；应支持防恶意代码的统一管理。

7. 资源控制

应通过设定终端接入方式、网络地址范围等条件限制终端登录；应根据安全策略设置登录终端的操作超时锁定；应对重要服务器进行监视，包括监视服务器的 CPU、硬盘、内存、网络等资源的使用情况；应限制单个用户对系统资源的最大或最小使用限度；应能够对系统的服务水平降低到预先规定的最小值进行检测和报警。

四、应用安全

1. 身份鉴别

应提供专用的登录控制模块对登录用户进行身份标识和鉴别；应对同一用户采用两种或两种以上组合的鉴别技术实现用户身份鉴别；应提供用户身份标识唯一和鉴别信息复杂度检查功能，保证应用系统中不存在重复用户身份标识，身份鉴别信息不易被冒用；应提供登录失败处理功能，可采取结束会话、限制非法登录次数和自动退出等措施；应启用身份鉴别、用户身份标识唯一性检查、用户身份鉴别信息复杂度检查以及登录失败处理功能，并根据安全策略配置相关参数。

2. 访问控制

应提供访问控制功能，依据安全策略控制用户对文件、数据库表等客体的访问；访问控制的覆盖范围应包括与资源访问相关的主体、客体及它们之间的操作；应由授权主体配置访问控制策略，并严格限制默认账户的访问权限；应授予不同账户为完成各自承担任务所需的最小权限，并在它们之间形成相互制约的关系。应具有对重要信息资源设置敏感标记的功能；应依据安全策略严格控制用户对有敏感标记重要信息资源的操作。

3. 安全审计

应提供覆盖到每个用户的安全审计功能，对应用系统重要安全事件进行审计；应保证无法单独中断审计进程，无法删除、修改或覆盖审计记录；审计记录的内容至少应包括事件的日期、时间、发起者信息、类型、描述和结果等；应提供对审计记录数据进行统计、查询、分析及生成审计报表的功能。

4. 剩余信息保护

应保证用户鉴别信息所在的存储空间被释放或再分配给其他用户前得到完全清除，无论这些信息是存放在硬盘上还是在内存中；应保证系统内的文件、目录和数据库记录等资源所在的存储空间被释放或重新分配给其他用户前得到完全清除。

5. 通信完整性

应采用密码技术保证通信过程中数据的完整性。

6. 通信保密性

在通信双方建立连接之前，应用系统应利用密码技术进行会话初始化验证；应对通信过程中的整个报文或会话过程进行加密。

7. 抗抵赖

应具有在请求的情况下为数据原发者或接收者提供数据原发证据的功能；应具有在请求的情况下为数据原发者或接收者提供数据接收证据的功能。

8. 软件容错

应提供数据有效性检验功能，保证通过人机接口输入或通过通信接口输入的数据格式或长度符合系统设定要求；应提供自动保护功能，当故障发生时自动保护当前所有状态，保证系统能够进行恢复。

9. 资源控制

当应用系统的通信双方中的一方在一段时间内未作任何响应，另一方应能够自动结束会话；应能够对系统的最大并发会话连接数进行限制；应能够对单个账户的多重并发会话进行限制；应能够对一个时间段内可能的并发会话连接数进行限制；应能够对一个访问账户或一个请求进程占用的资源分配最大限额和最小限额;应能够对系统服务水平降低到预先规定的最小值进行检测和报警;应提供服务优先级设定功能，并在安装后根据安全策略设定访问账户或请求进程的优先级，根据优先级分配系统资源。

五、数据安全

1. 数据完整性

应能够检测到系统管理数据、鉴别信息和重要业务数据在传输过程中完整性受到破坏，并在检测到完整性错误时采取必要的恢复措施；应能够检测到系统管理数据、鉴别信息和重要业务数据在存储过程中完整性受到破坏，并在检测到完整性错误时采取必要的恢复措施。

2. 数据保密性

应采用加密或其他有效措施实现系统管理数据、鉴别信息和重要业务数据传输保密性；应采用加密或其他保护措施实现系统管理数据、鉴别信息和重要业务数据存储保密性。

3. 备份和恢复

应提供本地数据备份与恢复功能，完全数据备份至少每天一次，备份介质场外存放；应提供异地数据备份功能，利用通信网络将关键数据定时批量传送至备用场地;应采用冗余技术设计网络拓扑结构，避免关键节点存在单点故障;应提供主要网络设备、通信线路和数据处理系统的硬件冗余，保证系统的高可用性。

六、安全管理制度

1. 管理制度

应制定信息安全工作的总体方针和安全策略，说明机构安全工作的总体目标、范围、原则和安全框架等；应对安全管理活动中的各类管理内容建立安全管理制度；应对要求管理人员或操作人员执行的日常管理操作建立操作规程；应形成由安全策略、管理制度、操作规程等构成的全面的信息安全管理制度体系。

2. 制定和发布

应指定或授权专门的部门或人员负责安全管理制度的制定；安全管理制度应具有统一的格式，并进行版本控制；应组织相关人员对制定的安全管理制度进行论证和审定；安全管理制度应通过正式、有效的方式发布；安全管理制度应注明发布范围，并对收发文进行登记。

3. 评审和修订

信息安全领导小组应负责定期组织相关部门和相关人员对安全管理制度体系的合理性和适用性进行审定；应定期或不定期对安全管理制度进行检查和审定，对存在不足或需要改进的安全管理制度进行修订。

七、安全管理机构

1. 岗位设置

应设立信息安全管理工作的职能部门，设立安全主管、安全管理各个方面的负责人岗位，并定义各负责人的职责；应设立系统管理员、网络管理员、安全管理员等岗位，并定义各个工作岗位的职责；应成立指导和管理信息安全工作的委员会或领导小组，其最高领导由单位主管领导委任或授权；应制定文件明确安全管理机构各个部门和岗位的职责、分工和技能要求。

2. 人员配备

应配备一定数量的系统管理员、网络管理员、安全管理员等；应配备专职安全管理员，不可兼任；关键事务岗位应配备多人共同管理。

3. 授权和审批

应根据各个部门和岗位的职责明确授权审批事项、审批部门和批准人等；应针对系统变更、重要操作、物理访问和系统接入等事项建立审批程序，按照审批程序执行审批过程，对重要活动建立逐级审批制度；应定期审查审批事项，及时更新需授权和审批的项目、审批部门和审批人等信息；应记录审批过程并保存审批文档。

4. 沟通和合作

应加强各类管理人员之间、组织内部机构之间以及信息安全职能部门内部的合作与沟通，定期或不定期召开协调会议，共同协作处理信息安全问题；应加强与兄弟单位、公安机关、电信公司的合作与沟通；应加强与供应商、业界专家、专业的安全公司、安全组织的合作与沟通；应建立外联单位联系列表，包括外联单位名称、合作内容、联系人和联系方式等信息；应聘请信息安全专家作为常年的安全顾问，指导信息安全建设，参与安全规划和安全评审等。

5. 审核和检查

安全管理员应负责定期进行安全检查，检查内容包括系统日常运行、系统漏洞和数据备份等情况；应由内部人员或上级单位定期进行全面安全检查，检查内容包括现有安全技术措施的有效性、安全配置与安全策略的一致性、安全管理制度的执行情况等；应制定安全检查表格实施安全检查，汇总安全检查数据，形成安全检查报告，并对安全检查结果进行通报；应制定安全审核和安全检查制度，规范安全审核和安全检查工作，定期按照程序进行安全审核和安全检查活动。

八、人员安全管理

1. 人员录用

应指定或授权专门的部门或人员负责人员录用；应严格规范人员录用过程，对被录用人的身份、背景、专业资格和资质等进行审查，对其所具有的技术技能进行考核；应签署保密协议；应从内部人员中选拔从事关键岗位的人员，并签署岗位安全协议。

2. 人员离岗

应严格规范人员离岗过程，及时终止离岗员工的所有访问权限；应取回各种身份证件、钥匙、徽章等以及机构提供的软硬件设备；应办理严格的调离手续，关键岗位人员离岗须承诺调离后的保密义务后方可离开。

3. 人员考核

应定期对各个岗位的人员进行安全技能及安全认知的考核；应对关键岗位的人员进行全面、严格的安全审查和技能考核;应对考核结果进行记录并保存。

4. 安全意识教育和培训

应对各类人员进行安全意识教育、岗位技能培训和相关安全技术培训；应对安全责任和惩戒措施进行书面规定并告知相关人员，对违反违背安全策略和规定的人员进行惩戒；应对定期安全教育和培训进行书面规定，针对不同岗位制定不同的培训计划，对信息安全基础知识、岗位操作规程等进行培训；应对安全教育和培训的情况和结果进行记录并归档保存。

5. 外部人员访问管理

应确保在外部人员访问受控区域前先提出书面申请，批准后由专人全程陪同或监督，并登记备案；对外部人员允许访问的区域、系统、设备、信息等内容应进行书面的规定，并按照规定执行。

第八节 系统验收管理

一、验收标准及内容

系统完成测试运行后，将拟制初验计划和验收内容，供用户确认。软件开发组和技术支持组应提交如下内容准备验收：

应用软件、应用软件源程序、相关的软构件、相关文档。

应用软件验收项目包括:系统功能度、界面友好性、系统可靠性和安全性、容错性、可伸缩性。

应用系统文档验收包括：应用软件需求分析说明书、应用软件概要设计说明书、应用软件详细设计说明书、应用软件功能说明书、应用软件用户手册、应用软件安装手册、系统管理手册、系统安装手册、系统维护手册、应用系统源程序。

二、验收方法及程序

对系统的验收包括工程组内部验收、用户初步验收（初验）和用户最终验收（终验）三个阶段。工程组对应用软件的内部验收应按照相关规定，组织公司技术委员会、行业咨询专家等对应用软件进行内部评审和验收。内部验收完成后，应用软件的初验和终验应履行正式手续，双方成立专门的验收委员会，负责组织、监督和裁决整个应用软件的验收过程。依据合同的有关规定，对公司提供的系统按照如下的步骤实施验收：

①提出系统验收申请；

②制定系统验收计划；

③成立系统验收委员会；

④进行系统验收测试；

⑤进行系统验收评审；

⑥形成系统验收报告；

⑦产品移交。

应用软件验收开始之前需成立一个验收小组，由用户方技术及业务负责人担任小组领导。验收小组成员包括：用户及开发商人员。应用软件的验收将按下列验收程序进行：

①签署“应用软件验收证书”

应用软件由开发商提交给用户后，用户应根据开发商提交的应用软件清单进行逐项验收，内容包括应用软件部分、应用软件相关构件、应用软件文档、应用软件源程序。然后共同签署“应用软件验收证书”。

②签署“应用软件测试证书”

开发商将全套应用软件提交给用户，用户应根据其与开发商共同签署的应用软件模块、子系统、应用软件的确认测试文件，与开发商签署“应用软件测试证书”。

③签署“终验证书”

应用软件试运行结束后一周内由用户对应用软件进行最终验收。最终验收合格后，双方代表签署“最终验收证书”。“最终验收证书”的签署即代表应用软件验收工作全部完成。

三、项目验收文档

系统的设计、开发和实施严格按照国家软件工程规范进行，并依照 ISO 9001 标准和 CMM 5 模式，在软件实施的不同阶段，生成相关的文档，并按照要求交付用户。根据软件实施的不同阶段，交付用户的文档列表如下：

表 8–2 项目交付文档

序号	名称	单位	数量
1	医疗行为监管系统应用系统源程序	套	1
2	医疗行为监管系统开发计划书	本	1
3	医疗行为监管系统配置管理计划	本	1
4	医疗行为监管系统质量保证计划	本	1
5	医疗行为监管系统应用软件需求分析说明书	套	1
6	医疗行为监管系统数据要求说明书	套	1
7	医疗行为监管系统应用软件概要设计说明书	套	1
8	医疗行为监管系统应用软件详细设计说明书	套	1
9	医疗行为监管系统数据库设计说明书	套	1
10	医疗行为监管系统接口标准及开发指南	套	1
11	医疗行为监管系统应用软件开发卷宗	套	1
12	医疗行为监管系统编码规范	套	1
13	医疗行为监管系统应用软件测试大纲	套	1
14	医疗行为监管系统应用软件测试计划书	本	1
15	医疗行为监管系统测试用例记录	本	1
16	医疗行为监管系统应用软件测试分析报告	本	1
17	医疗行为监管系统应用软件质量手册	套	1
18	医疗行为监管系统数据整理计划及方案书	套	1
19	医疗行为监管系统应用软件试运行计划书	本	1
20	医疗行为监管系统试运行报告	本	1
21	医疗行为监管系统应用软件上线计划书	本	1

（续表）

序号	名称	单位	数量
22	医疗行为监管系统上线报告	本	1
23	医疗行为监管系统应用软件功能说明书	套	1
24	医疗行为监管系统应用软件用户手册	套	1
25	医疗行为监管系统应用软件安装手册	套	1
26	医疗行为监管系统管理手册	套	1
27	医疗行为监管系统安装手册	套	1
28	医疗行为监管系统维护手册	套	1
29	医疗行为监管系统例会记录	套	1
30	医疗行为监管系统开发周报	套	1
31	医疗行为监管系统开发进度月报	套	1
32	医疗行为监管系统培训计划书	本	1
33	医疗行为监管系统售后服务手册	本	1

以上文档、源代码包含本项目全部建设内容。

项目组提供的文档必须准确清晰，软件系统稳定可靠，源代码符合《编程规范》，注释清晰明了，能够编译生成目前正在运行的应用程序的源代码。

第九章

区域医疗行为监管系统

区域医疗行为监管系统可以是独立部署在卫生计生行政管理部门的应用系统，也可以是部署在区域卫生计生信息平台上的应用功能。区域医疗行为监管系统包括区域医疗行为监管平台管理、区域医疗服务监管、区域医疗安全监管、区域用药行为监管、区域医疗保障监管、区域医疗机构运营监管等功能。

第一节 区域医疗行为监管平台

提供与区域内各医疗机构连接的功能，有自动抓取和接收各医疗机构业务信息的功能，有对获取的信息进行数据校验、清洗、归类和整合的功能。提供展现各医疗机构数据报送情况，有数据报送情况的统计汇总排序功能；有从汇总统计数字“钻取”有关指标明细的功能；有对重要指标的提示报警功能。

第二节 区域医疗服务监管

提供从监管平台获取区域医疗服务数据的功能，可按规范知识库的规则提取区域医疗机构运营和服务质量指标。包括门急诊和入出院指标，病历质量、临床路径质量、诊断质量、手术质量、重症监护质量、输血质量、病理质量、影像质量、医技质量、护理质量等质量监管指标，包括医院感染、医疗差错等高风险医疗安全事件的监管指标。提供传染病上报、院内感染上报、肿瘤上报和新生儿死亡上报等信息的监管功能；提供管理医疗差错、医疗事故和突发事件等信息的监管功能。提供按机构、按科室、按时间及采用图形等方式展示监管信息的功能；提供各医疗机构运营效益、服务质量、医疗安全的评价和对比分析功能；提供从汇总统计数字“钻取”有关指标明细的功能和重要指标的提示报警功能。

第三节 区域医疗安全监管

提供设定医疗安全考核指标的功能，提供医疗安全评估及风险预测功能。提供应用规则解析指标的功能；根据规则及时展现各医疗机构当日 / 昨日 / 上周 / 上月 / 本年度 / 同期对比的住院患者压疮发生率、医院内跌倒发生率、医院坠床发生率、留置管脱落发生率、择期手术后并发症发生率、产伤发生率、用药错误致患者死亡发生率、输血 / 输液反应发生率、手术过程中异物遗留发生率、医源性气胸发生率、医源性意外穿刺伤或撕裂伤发生率、院感发生率等指标。对重要指标根据设定进行提示报警。有汇总统计、排序功能，有不同医疗机构间的指标对比分析功能，不同时间维度的指标对比分析功能，有从汇总统计数字“钻取”有关指标明细的功能。

第四节 区域用药行为监管

提供从监管平台获取区域用药数据的功能，包括各类药品的品种品规剂型，采购渠道和进销价格，入库销售及库存数量等信息；基药及抗菌药的品种品规剂型，采购渠道和进销价格，入库销售及库存数量等信息；药品反应及不良事件信息。按规范知识库的规则分析区域用药信息，评估用药安全风险；提供按机构、按科室、按时间及采用图形等方式展示用药行为信息的功能；提供各医疗机构用药情况的评价和对比分析功能；提供国家卫计委文件要求的各医疗机构抗菌药物临床应用管理评价指标；提供从汇总统计数字“钻取”有关指标明细的功能和重要指标的提示报警功能。

第五节 区域医疗保障监管

提供各类医保病人的费用及诊疗合规性监管功能，提供多维度的、不同医疗机构间的对比分析功能；提供不同年度间就医人次、病种结构、费用结构、临床用药结构的对比分析功能；提供费用结构变化与政策需求间的关联分析等功能。

一、医保病人费用监管

提供设定各类医保病人费用指标的功能，有应用规则解析指标的功能；根据规则完成基金效益分析和基金风险评估，提供调整基金运行参数的效果预测功能。根据规则及时展现包括各医疗机构当日 / 昨日 / 上周 / 上月 / 本年度各类医保病人的次均费用、次均住院日、日均费用，以及费用构成情况，包括政策内可报费用比例，检查、治疗、材料、药品、抗菌药品、国家基药、贵重药品、特殊诊疗占费用的比例等指标。对重要指标根据设定进行提示报警。有汇总统计、排序功能，有从汇总统计数字“钻取”有关指标明细的功能。

二、医疗费用审核稽核

提供项目审核功能，包括用药合理性审核、诊断项目的合理性审核、治疗合理性审核。提供单元付费的合理性审核，包括服务包符合性审核、临床路径符合性审核。提供总额预付费审核管理功能，包括总额支付拟合度评估、总额支付偏离风险预警、诊疗规则和规范遵从性审核等功能。提供不同医疗机构、不同时间维度、不同病种的诊疗项目与药品品种构成情况的大数据挖掘与对比分析功能。

三、特殊病种监管

提供设定特殊病种监管指标的功能，有应用规则解析指标的功能；根据规则及时展现包括各医疗机构当日 / 昨日 / 上周 / 上月 / 本年度特殊病种的次均费用、次均住院日、日均费用，以及费用构成情况，包括检查、治疗、材料、药品、抗菌药品、国家基药、贵重药品、特殊诊疗占费用的比例、医保补偿项目占费用比例等指标。对重要指标根据设定进行提示报警。有汇总统计、排序功能，有不同医疗机构间的指标对比分析功能，不同时间维度的指标对比分析功能，有从汇总统计数字“钻取”有关指标明细的功能。

第六节 区域医疗机构运营监管

提供设定运营监管指标的功能，有应用规则解析指标的功能；根据规则评价区域医疗机构运营绩效，提供调整运营参数预测运营效益的功能。根据规则及时展现各医疗机构当日 / 昨日 / 上周 / 上月 / 本年度 / 同期对比的实有床位数、开放床日数、占用床日数、平均每张床位工作日、床位使用率、床位周转次数、出院患者实际占用总床日，医疗收入 / 百元固定资产、业务支出 / 百元业务收入、医疗收入中药品收入、医用材料收入比率等指标。对重要指标根据设定进行提示报警。有汇总统计、排序功能，有不同医疗机构间的指标对比分析功能，有不同时间维度的指标对比分析功能，有从汇总统计数字“钻取”有关指标明细的功能。

第七节 区域医疗质量评价与监管

提供设定区域医疗质量评价指标的功能，有应用规则解析指标的功能；根据规则评价区域医疗机构医疗质量，根据规则及时展现区域内各医疗机构各月份 / 年度对比 / 同期对比的住院死亡类指标、重返类指标、医院感染类指标、手术并发症类指标、患者安全类指标、医疗机构合理用药指标和医院运行管理类指标等。根据权重计算 51 类的 159 个指标的指标指数、汇总统计出各个一级指标的指标指数，以及各指标指数的趋势：上升、持平、下降。指标指数用于医院间的横向质量评价，指数的趋势用于评价医院质量持续改进情况。

提供重要指标的提示报警功能。有汇总统计、排序功能，有不同医疗机构间的对比分析功能，有不同时间维度的指标对比分析功能，有从汇总统计数字“钻取”有关指标明细的功能。

第八节 系统区域部署

区域医疗行为监管系统是依据区域内卫生行政管理部门的管理需求而建设的，以区域内卫生行政管理为单位建立区域医疗行为监管系统云平台。系统主体结构模式可参考医疗机构医疗行为监管系统应用模式，不同的地方是：区域医疗行为监管系统是以卫生管理部门为单位，管理单元是直属医疗机构和下级卫生行政部门。

系统主要思路是：系统通过部署在医疗机构的通信前置机不断从医疗机构或下级卫生行政部门抽取数据到云平台中，然后通过在云平台中部署病历质量服务、诊疗行为服务、用药行为服务、医疗费用监管服务、护理质量监管服务等组件对这些医疗数据进行医疗行为应用分析，通过计算机产生出卫生行政管理部门需要的医疗行为监管指标数据信息，从而实现其“互联网 + 医疗”的卫生行政管理部门的应用需求。

其部署结构如图 9–1 所示：

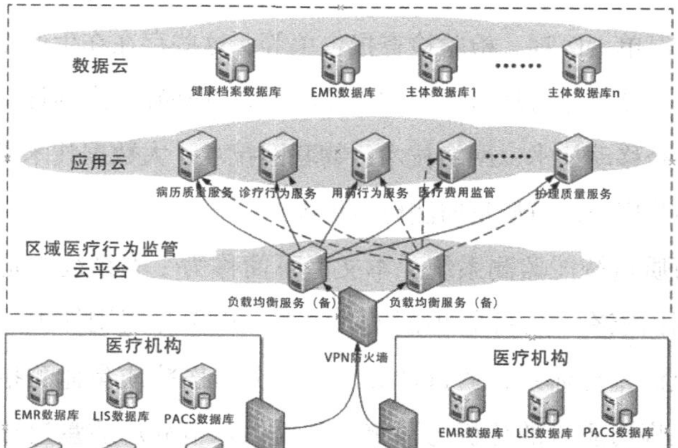

图 9–1 系统区域部署结构图

附录一　医疗行为监管方法的相关应用论文

一　环节病历质量智能控制系统的研制与应用

环节病历质量智能监测系统的研制与应用

罗爱静　刘杰荣

1. 前言

病历质量是医疗质量、医疗安全、医疗能力与水平的反映，其核心是环节病历质量。环节病历质量控制是提高医疗质量、保障医疗安全的重要措施。责任大、任务重、过程繁琐是病历质控的重要特征。在手工工作模式下，环节病历质控在及时性、覆盖范围、监控质量等方面难以达到病历质控的业务要求，提供环节病历质量是提供整个医疗质量的突破口。

当前大部分“二甲”规模以上的医院都已经建立了比较完善的 HIS、EMR、LIS 和 PACS 等业务系统（本文以下简称为：生产系统）。临床医护人员在生产系统中处理日常工作，这些系统记录着患者治疗过程，比如入院记录、病程记录、体温单、医嘱、检验检查报告单等，这些存在在生产系统中的信息就构成了通过计算机进行环节病历质量监测的数据基础。当前计算机技术在快速发展，特别是移动技术、网络技术、物联网技术、大数据技术等方面，应用这些技术对环节病历进行质量监测已有可能。

环节病历质量智能监测系统（本文以下简称为：本系统）是以病历数据为基础，依据国家有关医疗管理制度和规范，以医疗规则知识库为核心、建立医疗质量监测指标体系，通过计算机自动分析医疗质量监测指标、搜寻医疗缺陷，实现病历质量的分析与预警，并提供环节病历质量追踪、病历质量分析统计等功能。它是保障医疗安全、减少医疗差错、提升医疗质量管理水平的实用系统。

2. 系统设计

2.1 整体设计

环节病历质量智能监测系统是采用面向服务（SOA）的体系架构进行设计，系统应用层提供浏览器和智能手机两种方式，其中手机 APP 端采用 HTML5+ PowersiAPP 组件实现，同时支持苹果和安卓手机，业务层采用 JAVA 开发，JDK 为 1.6，数据层为 ORACLE 11g。系统结构如图 1。

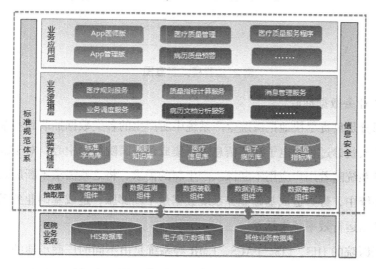

图 1　系统结构示意图

该系统依据湖南省某三甲医院应用需求为模型，并且已经投入应用。其数据来源于医院生产系统所产生的数据，该医院的 HIS、EMR、LIS、PACS 系统分别是不同的厂商承建的。

2.2 运行设计

环节病历质量智能监测系统业务运行模式如图 2 所示，其核心由数据抽取、指标算法、指标展现等三部分组成。

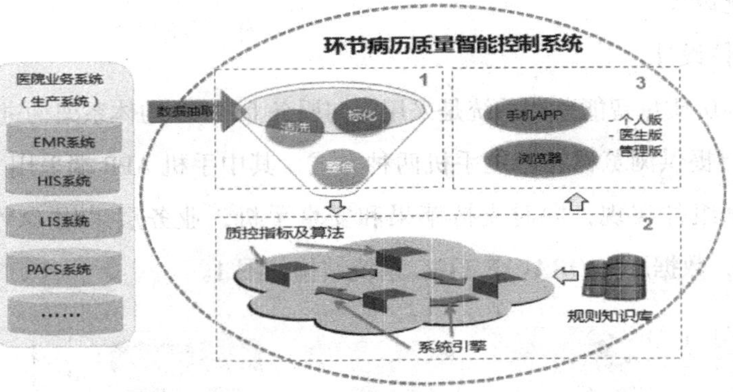

图 2 运行模式示意图

2.2.1 业务数据抽取

这部分是负责尽快地把医院生产系统中所产生的各类数据抽取到本系统中来，对病人就诊过程的电子病历信息进行集成建立医院数据中心。对于医院来说各业务系统随着用户应用不断深入产生新的需求，将这些需求不断加入到基础业务系统中，势必造成基础业务系统数据量不断膨胀，造成基础业务系统的可维护性与运行效率越来越差。

由于医院的 HIS、LIS、PACS、EMR 等系统是由不同的厂商承建的，各部分业务系统相对独立，没有遵循统一的信息标准，所以在抽取过程中需要同时从多个数据源取数，对于非规范的基础数据需以国家和卫生部版本的标准代码为基础对数据进行清洗、标化与整合处理。

2.2.2 质量指标及算法

依据原卫生部、省卫生厅等文件要求，系统把病历质量管理方面中的规章、制度与规范提炼出计算机可以实现的质量监测指标体系和质控规则知识库，然后通过计算机语言实现各类指标分析算法，并通过系统引擎进行质量指标的自动分析与计算。

2.2.3 质量指标展现

这部分主要对系统自动产生的指标监测数据进行多种形式的展现，包含质量缺陷查看和危急值推送等，从应用对象来分，分为医院管理人员、临床医务人员和患者（或患者家属）等；从展现途径来分，分为电脑、移动 APP 和 LED 屏（或电视机），从展现形式来分，分为支持自定义数据统计报表、饼状图、柱状图、雷达图、趋势分析、对比分析等。

3. 关键技术

3.1 质量指标建立

医疗卫生行业的规范、规章、制度等文件都对医疗行为与过程进行了规范与指导。湖南省卫生厅制定的《病历书写规范与管理规定及病例（案）医疗质量评定标准》就是其中之一，表 1 就是依据该标准和某医院实际医疗质量监测需求提炼的监测指标。根据其对患者形成负面影响的程度分为重度、中度和轻度；按照内容分为病历缺陷、诊断缺陷、治疗缺陷、手术与麻醉缺陷、抢救缺陷、院内感染等。系统对病历质量缺陷按类目进行分类建立医疗质量指标体系。

质量监测指标表如表 1 所示。

表 1　质量监测指标表

分类	指标编号	指标描述	严重程度
病历缺陷 01	01.001	入院记录、再入院记录超过 24 小时完成书写	中度
	01.002	入院记录中缺食物、药物过敏史、输血史、传染病史描述	中度
	01.003	有化验或特殊检查的医嘱，但缺该化验或特殊检查结果回报	中度
		……	
诊断缺陷 02	02.001	检查结果有异常而未及时处理病历	中度
	02.002	辅助检查结果与临床病情明显不符病历	中度
	02.003	输血前未进行输血四项检查，即乙肝表面抗原、丙肝抗体、梅毒螺旋体抗体、人类免疫缺陷病毒抗体。	中度
		……	
治疗缺陷 03	03.001	违反抗菌药物使用原则——特殊限制级抗菌药物使用前未送检病历	中度
	03.002	抗菌药物连续使用超过 7 天，并且病程记录中缺分析描述	中度
	03.003	无用药指征，滥用药物	中度
		……	
……		……	

3.2 数据抽取设计

在医院的每个生产系统中每时每刻都在产生新的数据，把数据快速地从不同生产系统中抽取到本系统中，这是本系统成功的第一个基础条件。系统采用了数据库系统提供的 CDC 技术（Change Data Capture ，改变数据捕获）来发现改变数据，然后由数据抽取部分按生产者与消费者模型划分不同的业务数据抽取服务程序，采用 Java 多线程技术实现数据的抽取、标化和整合处理，如图 3 所示。

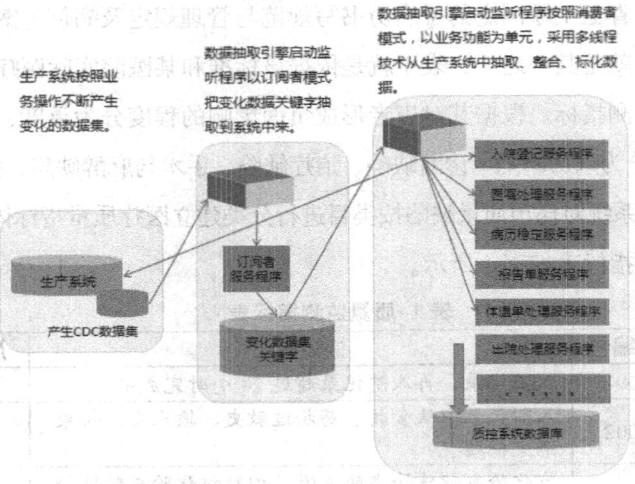

图 3 数据抽取处理示意图

由于采用 CDC 技术后能够快速捕获并定位到生产系统中改变的数据记录，所以系统能够高效地完成数据抽取处理，基本上对生产系统没影响。从本系统在湖南省某三甲医院的实施情况来看，正常运行情况下在 5 分钟内可以完成数据同步。

3.3 语义分析设计

对于计算机而言，数据的结构化是系统处理的基本要求，但实际工作中医师按照自然、规范语言来书写病历既是习惯，也是职责；如果要求医师按结构化模式书写病历，那是非常麻烦的事情。从医疗质量监测指标要求来看，许多指标需要对病历文档进行智能分析，而不是简单的数据统计，比如：表 1 中的 01.002 指标就需要计算机分析入院记录中的既往史部分，判断其文档是否按规范进行了描述。

针对这一问题，本系统设计了病历文档语义分析服务程序，在服务程序中建立了指标算法与关键词知识库，从而初步实现了计算机对病历文档内容的语义分析功能。语义分析模型如图 4。

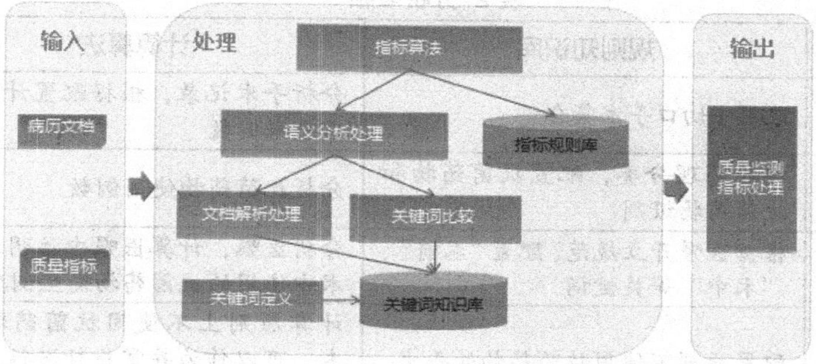

图 4　语义分析模型示意图

通过语义分析服务程序就可以让计算机“读懂”一定范围内的病历文档信息，并由计算机自动进行病历质量分析评定，从而能够达到对病历质量智能检查目标。

3.4 关联分析设计

在质量监测指标中，有很多指标需要关联多个因素进行分析计算，比如在《关于进一步加强抗菌药物临床应用管理工作的通知》（国卫办医发〔2015〕42号）的附件中规定了抗菌药物临床应用评价指标及要求，其中一个指标是：

I类切口手术预防用抗菌药物比例，公式如下：

$$\begin{array}{c}\text{I类切口手术预防用}\\\text{抗菌药物百分率}\end{array}=\frac{\text{I类切口手术预防用药例数}}{\text{同期I类切口手术总例数}}\times 100\%$$

而且在指标要求中明确指出I类切口手术患者预防使用抗菌药物比例不超过30%，原则上不联合预防使用抗菌药物。其中，腹股沟疝修补术等原则上不预防使用抗菌药物。

对于这个指标中就需要分解出多个因素，比如I类切口、抗菌药物、预防使用、某些特定手术等。本系统对指标进行分析分解，配置规则知识库，建立规则知识库之间的关系，然后设计程序算法对指标进行智能因素分析，从而达到了I类切口手术预防用抗菌药物比例质量评定的应用要求。分析表格如表2所示。

表2 分析表格

分析因素	规则知识库	计算算法
I类切口	配置I切口手术集合	分析手术记录，根据配置计算I切口手术例数
抗菌药物	按照药理分类，配置抗菌药物和抗菌药物级别	分析抗菌药物使用例数
预防使用	根据医嘱开立规范，配置"术前"、"术中"等关键词	分析医嘱，计算医嘱中注明术前、术中使用的抗菌药物发生例数
特定规则	配置原则不使用抗菌药物的手术	计算原则上不使用抗菌药物的手术，可以作为异常指标进行进一步深入分析

3.5 驱动引擎设计

在数据抽取程序、指标算法程序完成后，本系统中建立了以时间作为驱动的系统引擎，按照业务功能不同主要分为数据抽取引擎、质量指标分析引擎、业务应用调度引擎、质量统计分析引擎等四类。

通过驱动引擎按7×24小时不间断地运行，按照应用需求不断地进行数据自动抽取、质控指标自动分析、指标缺陷自动推送与展现等应用要求。

4. 应用效果

2015年9月，本系统已经在湖南省某三甲医院投入应用，已经实现了48个病历质量指标的监测，从运行情况来看其病历质量有了明显的改善。在当前指标范围内，由于医师疏忽而产生的明显数据减少了95%以上，整体病历缺陷数量比系统应用前大约减少了35%。医院管理人员、医务部、质控科和医师等都对系统有较好的评价。

4.1 实现了环节病历过程监管，提高了医疗质量

在手工模式下由于各方面条件有限，环节病历的质量控制只能采取抽查的方式，而且由于时间和抽查者知识面的限制，环节病历的质量控制力度不够，

评定主要以终末病历质量评定为主，其弊端是非常明显的。

启动本系统后，实现了计算机对环节病历 7×24 小时不断监测，临床医务人员、医院管理部门通过系统可以很快地查看医疗质量指标，掌握医疗质量缺陷的具体内容，并采取对应措施，从而大大提高了医疗质量和医疗安全。APP 缺陷预警界面如图 5 所示。

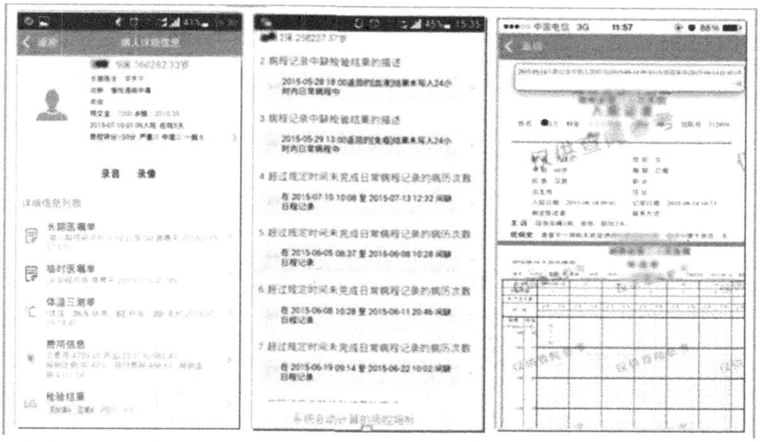

图 5 APP 缺陷预警界面截图

4.2 实现了病历普查，能更客观地反应医疗质量

在手工模式下，医疗质量评定一般采取抽样的人工评定工作方式，人工评定模式下受外界因素影响比较大，从而往往难以比较客观地反映全院医疗质量。

应用本系统后，实现了由计算机对全院病历质量的普查，除了程序算法优化这种客观因素外，基本不受外界因素影响，从而能够更加客观地反映医疗质量情况。缺陷指标分析界面如图 6 所示，缺陷分析与修复分析界面如图 7 所示。

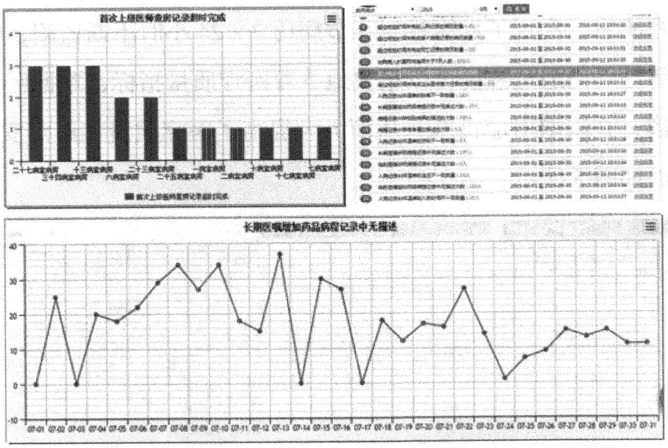

图 6 缺陷指标分析界面截图

在院病人病历缺陷分析及缺陷修复统计表

序号	科室	在院人数	人均缺陷数量	一般缺陷			中度缺陷			严重缺陷			合计		
				产生数量	修复数量	修复比	产生数量	修复数量	修复比	产生数量	修复数量	修复比	产生数量	修复数量	修复比
1	一病室病房	59	1.29	4	2	50.00%	72	7	9.72%	0	0		76	9	11.84%
2	二病室病房	68	1.82	8	2	25.00%	116	21	18.10%	0	0		124	23	18.55%
3	精神科三病室	53	0.02	0	0		1	0	0.00%	0	0		1	0	0.00%
4	三病室病房	53	1.09	7	3	42.86%	51	11	21.57%	0	0		58	14	24.14%
5	四病室病房	68	1.65	10	0	0.00%	102	10	9.80%	0	0		112	10	8.93%
6	五病室病房	71	1.82	10	2	20.00%	119	17	14.29%	0	0		129	19	14.73%
7	六病室病房	48	1.81	13	4	30.77%	74	19	25.68%	0	0		87	23	26.44%
8	七病室病房	65	2.32	12	0	0.00%	139	28	20.14%	0	0		151	28	18.54%
9	肿瘤腔镜治疗(7W)	65	0.03	0	0		2	0	0.00%	0	0		2	0	0.00%
10	八病室病房	39	1.64	2	0	0.00%	62	12	19.35%	0	0		64	12	18.75%
11	九病室病房	10	4.60	0	0		46	0	0.00%	0	0		46	0	0.00%
12	十病室病房	51	0.96	6	2	33.33%	43	11	25.58%	0	0		49	13	26.53%
13	神内二科(11W)	53	3.70	1	0	0.00%	195	28	14.36%	0	0		196	28	14.29%
14	十一病室病房	53	0.66	0	0		35	0	0.00%	0	0		35	0	0.00%
15	十二病室病房	28	1.89	0	0		53	26	49.06%	0	0		53	26	49.06%
16	十三病室病房	80	3.81	33	12	36.36%	272	97	35.66%	0	0		305	109	35.74%
17	十四病室病房	54	3.11	1	0	0.00%	167	32	19.16%	0	0		168	32	19.05%
18	十五病室病房	24	2.54	4	2	50.00%	57	20	35.09%	0	0		61	22	36.07%
19	创伤脑外科(16W)	26	0.12	0	0		3	0	0.00%	0	0		3	0	0.00%
20	神外二科(16W)	26	3.38	0	0		88	27	30.68%	0	0		88	27	30.68%
21	十六病室病房	26	2.96	5	0	0.00%	72	1	1.39%	0	0		77	1	1.30%
22	创伤骨科(17W)	36	0.31	0	0		11	0	0.00%	0	0		11	0	0.00%
23	十七病室病房	36	3.56	7	0	0.00%	121	19	15.70%	0	0		128	19	14.84%
24	十八病室病房	47	2.64	16	7	43.75%	108	17	15.74%	0	0		124	24	19.35%
25	十九病室病房	52	4.29	29	4	13.79%	194	36	18.56%	0	0		223	40	17.94%
26	手足外科(19W)	52	2.98	0	0		155	17	10.97%	0	0		155	17	10.97%
27	二十病室病房	15	2.13	0	0		32	15	46.88%	0	0		32	15	46.88%
28	二十一病室病房	32	3.88	0	0		124	19	15.32%	0	0		124	19	15.32%
29	二十二病室病房	63	3.14	2	0	0.00%	196	43	21.94%	0	0		198	43	21.72%
30	二十三病室病房	56	1.79	12	7	58.33%	88	28	31.82%	0	0		100	35	35.00%

图 7 缺陷分析与修复分析界面截图

4.3 提升了医院管理能力、降低了管理成本

应用本系统后，医院管理部门能够通过系统快速地掌握到全院整体医疗质量监测指标，能够看到各科室病历质量分布情况、变化趋势情况、常见病历缺陷等，能够制定适用对应的措施和改进方法，从而提升了医院的管理能力，也大大降低了人力物力成本等。

5. 讨论

医疗质量评价是一个非常复杂的事情，涉及多方面的专业知识。通过计算系统实现对环节病历质量的智能监测与管理是应用当前各类信息技术在“互联网 + 医疗”的一个应用案例，虽然本系统实现了病历过程监测、病历普查、智能分析和指标缺陷管理等应用功能，在医疗质量管理方面有非常明显的社会效益和经济效益，但如何深度结合临床业务知识并实现智能监测功能是计算机技术应用的价值核心，实现全院整体医疗质量管理还有许多工作要做。

参考文献（略）

《环节病历质量智能监测系统的研制与应用》一文原载《中国卫生信息管理杂志》2016 年 2 期。

二　加权求和法及应用

基于加权求和法的我国中药知识产权现状分析

罗爱静，罗京亚，谢文照，欧阳威，许泽华

随着经济全球化发展，以及现代科学技术不断进步，中药的发展也面临着现代化、产业化和国际化挑战。在世界范围内，传统中药得到了极大的关注。在此形势下，中药知识产权得到政府部门的高度重视，中药知识产权保护体系基本形成，但是中药知识产权保护还存在许多问题。为加快中药知识产权保护进程，使中药产业在经济全球一体化的国际背景下拥有足够的竞争优势和发展前景，中药知识产权问题已成为研究重点。

本文构建中药知识产权评价体系，采用加权求和法对 2004 ~ 2013 年我国中药知识产权情况进行评价，然后针对我国中药知识产权现状存在的问题和不足提出对策和建议。一方面为政府的中药知识产权决策提供参考，另一方面为科研机构、企业提供中药知识产权相关研究和注册申请的建议，以加强我国中药知识产权保护力度，进而促进我国中药产业的发展。

1. 数据来源

通过专利信息服务平台、中国国家数字图书馆等专业网站以及国家工商行政管理总局商标局、国家质量监督检验检疫总局科技司和国家食品药品监督管理总局等政府部门网站，收集得到 2004 ~ 2013 年 10 年间的中药专利权、著作权、商标权等知识产权相关数据，以对我国中药知识产权现状进行分析。

2. 方法

2.1 中药知识产权评价体系的构建

通过广泛的文献调研以及相关数据的预调查，初步构建了由专利权、著作权、商标权、地理标志、中药保护和非物质文化遗产 6 个一级指标构成的中药知识产权评价指标体系。该体系包括 6 个一级指标和 13 个二级指标,其中“专利权”包括 6 个二级指标和 18 个三级指标。然后，利用极值法 J 对数据进行归一化，再采用标准离差法对指标进行赋权，构建了一套中药知识产权综合评价体系。

2.2 中药知识产权综合评价

2.2.1 数据标准化

对数据进行归一化处理，其计算公式如下：

$$a_{ij} = \frac{x_{ij}}{\sqrt{\sum_{i=1}^{n} x_{ij}^2}}$$

α_{ij} 表示某个评价对象 i 在第 j 个指标的归一化值，X_{ij} 表示某个评价对象 i 在 第 j 个指标的原始值。

2.2.2 综合评价

采用加权求和法对我国中药知识产权情况进行综合评价。加权求和法是以若干单项评价指标为基础，综合计算得到综合得分的方法。其计算公式如下：

$$R_i = \sum_{i=1}^{n} \omega_j a_{ij}$$

R_i 为第 i 个评价对象的各要素的综合评估值，ω_j 为第 j 个指标的权重系数

2.2.3 统计描述

对综合评价结果进行统计描述，以时间（2004 ~ 2013 年）为横坐标，综

合评价得分、专利权评价得分等为纵坐标，分别绘制中药知识产权综合评价曲线图和中药专利权现状曲线图。

3. 结果与分析

3.1 中药知识产权综合评价体系

按照以上方法和步骤，构建了中药知识产权综合评价体系并对指标进行赋权，见表 1。

表 1 中药知识产权综合评价体系

Table1 Comprehensive evaluation system for intellectual property of CMM

一级指标	权重	二级指标	权重	三级指标	权重
专利权	0.478 8	中药发明专利年申请量	0.067 5	中药产品发明专利年申请量	0.022 7
				中药方法发明专利年申请量	0.023 2
				中药用途发明专利年申请量	0.021 6
		中药发明专利年授权量	0.083 8	中药产品发明专利年授权量	0.030 5
				中药方法发明专利年授权量	0.027 6
				中药用途发明专利年授权量	0.025 7
		中药实用新型年申请量	0.084 7	中药包装实用新型年申请量	0.029 6
				中药保健实用新型年申请量	0.025 6
				中药装置实用新型年申请量	0.029 5
		中药实用新型年授权量	0.075 2	中药包装实用新型年授权量	0.024 6
				中药保健实用新型年授权量	0.026 5
				中药装置实用新型年授权量	0.024 1
		中药外观设计年申请量	0.090 1	中药产品外观设计年申请量	0.027 5
				中药包装外观设计年申请量	0.028 4
				中药装置外观设计年申请量	0.034 1
		中药外观设计年授权量	0.077 5	中药产品外观设计年授权量	0.023 9
				中药包装外观设计年授权量	0.028 6
				中药装置外观设计年授权量	0.024 9
著作权	0.231 3	中药图书年出版量	0.070 0		
		中药期刊报纸年出版量	0.072 4		

（续表）

一级指标	权重	二级指标	权重	三级指标	权重
		中药软件著作权登记数	0.088 9		
商标权	0.072 2	中药中国驰名商标年认定量	0.072 2		
地理标志	0.082 0	中药地理标志产品数	0.082 0		
中药保护	0.066 1	中药保护品种数	0.066 1		
非物质文化遗产	0.069 6	省级传统医药非物质文化遗产数	0.069 6		

3.2 中药知识产权综合评价

根据收集到的 2004 ~ 2013 年中药知识产权数据，采用加权求和法计算得到近 10 年我国中药知识产权情况的综合评价结果，见图 1。

综合来看，2004 ~ 2013 年间我国中药知识产权基本呈现出稳步增长趋势。从图 1 可以看出，2006 年出现一个高峰，分析原始数据发现是由于 2006 年中药保护品种登记数在 10 年中最多，影响了其综合评价的结果。在专利权方面，近 10 年中药专利申请和授权呈现明显的稳步增长趋势，特别是 2009 年以来中药专利保护得到显著提升，专利申请及授权总数由 2009 年的 12731 件增加到 2013 年的 33743 件，增长率高达 165%。在著作权方面，中药著作权基本随着时间变化而增长，其中 2011 ~ 2013 年 3 年间中药图书期刊报纸发行量较往年有了明显提升。在商标权方面，中药驰名商标认定量同样基本随着时间变化而增长，在 2011 年达到峰值。在地理标志方面，中药地理标志产品数并没有随时间变化而增加，呈现出较平稳的态势。在中药保护方面，近 10 年间中药保护品种数表现出一定的起伏变化，其中 2006 年（377 项）和 2010 年（120 项）是 2 个高峰。在非物质文化遗产方面，中药省级非物质文化遗产从 2006 年开始公布，在 2009 年达到 10 年内的峰值（110 项），由于各个省市按批次公布各自的非物质文化遗产名录，所以近 10 年的省级非物质文化遗产数据呈现起伏变化趋势。

3.3 中药专利权现状分析

由于专利权在中药知识产权保护中的重要地位，本文将对中药专利权现状进行更为详尽地分析。

图 2 为采用加权求和法得到的中药专利权评价结果。从中可以看出，中药发明专利申请量及授权量、中药实用新型申请量及授权量都呈现出明显的稳步上升趋势。中药外观设计申请量和授权量在大趋势上随时间变化而增长，但中药外观设计申请量在 2010 年（150 项）和 2012 年（175 项）有 2 个高峰，而相应地中药外观设计授权量在 2011 年（152 项）和 2013 年（207 项）同样有 2 个高峰，这可能与外观设计从申请到授权存在时间上的延迟有关。

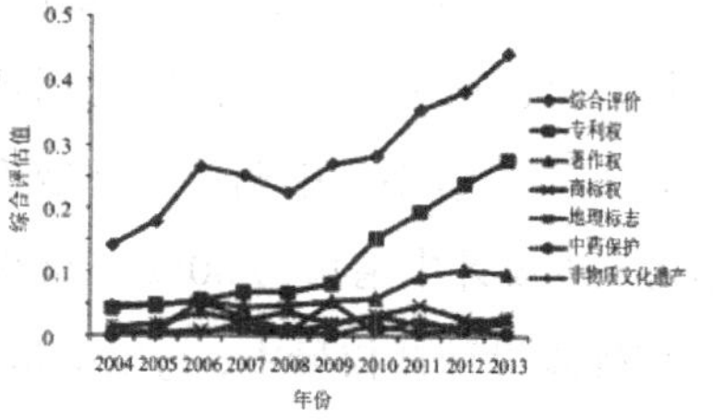

图 1 中药知识产权综合评价结果

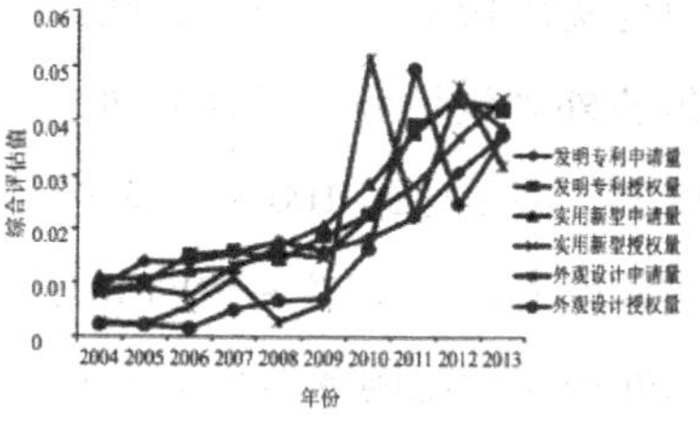

图 2 中药专利权现状

表 2 ~ 表 4 分别统计了中药发明专利、实用新型以及外观设计的申请量、授权量及授权率（授权率 = 授权量 / 申请量），括号中的百分比为各年份中药各个分类分别在申请量和授权量中所占比例。由表 2 ~ 表 4 可以看出，在中药专利中，发明专利最多，实用新型次之，外观设计最少。从表 2 可以看出，中药发明专利中，中药产品发明和中药方法发明所占比例较大，二者合计比例在 90% 以上。在中药发明专利申请量中，中药方法发明申请量占据最大份额，为 50% 左右，中药产品发明申请量所占比例在 35% ~ 45%，而中药用途发明申请量为 4% ~ 6%；同样在中药发明专利授权量中，中药方法发明授权量所占比例最大，为 50% ~ 60%，中药产品发明授权量则为 30% ~ 40%，中药用途发明授权量最少，为 5% ~ 9%。从授权率来看，中药产品发明授权率起伏大，且总体上较中药方法发明和中药用途发明的授权率低；中药方法发明和中药用途发明专利的授权率基本呈现逐年上升趋势，尤其是中药方法发明授权率在 2011 年达到 58.24%，而中药用途发明在近 3 年授权率均在 50% 以上。

从表 3 可以看出，在中药实用新型中，中药装置实用新型所占比例最大，中药保健实用新型次之，中药包装实用新型最少。在中药实用新型申请量中，而中药装置实用新型申请量占比最大，约为60%～80%，中药保健实用新型申请量为13%～30%，中药包装所占比例为4%～7%：在中药实用新型授权量中，中药装置实用新型授权量同样比重最大，为57%～78%，中药保健实用新型授权量为17%～35%，中药包装实用新型授权量所占份额最少，为2%～6%。从授权率来看，与中药发明专利不同，中药实用新型的授权率基本稳定在50%以上，甚至达到100%，而超过100%的部分与整体数量较少以及中药实用新型授权的时效性有关。从表4可以看出，在中药外观设计中，中药包装外观设计和中药装置外观设计所占比例很大，二者合计比例基本在90%以上，甚至达到100%。在中药实用新型申请量中，中药装置外观设计申请量比例最大，为40%～70%，中药包装外观设计申请量为30%～60%，中药产品外观设计比例基本小于10%；在中药外观设计授权量中，与申请量不同，中药包装外观设计授权量比例最大，为45%～70%，中药装置外观设计授权量为30%～70%，中药产品外观设计授权量所占份额最少，为0～11%。从授权率来看，中药外观设计的授权率与中药发明专利和中药实用新型不同，起伏较大，表现出明显的时效性，基本可以推测前一年的中药外观设计申请在后一年得到授权，且授权率较高。

表2 中药发明专利申请和授权情况

Table2 Application and authorization on invention patent of CMM

年份	申请量			授权量			授权率%		
	产品	方法	用途	产品	方法	用途	产品	方法	用途
2004	1583（34.88%）	2643（58324%）	312（6.88%）	646（45.78%）	707（50.11%）	58（4.11%）	40.81	26.75	18.59
2005	2202（30.34%）	4568（62.94%）	488（6.72%）	637（39.30%）	888（54.78%）	96（5.92%）	28.93	19.44	19.67
2006	2389（34.54%）	4007（57.94%）	520（7.52%）	915（36.25%）	1461（57.88%）	148（5.86%）	38.03	36.46	28.46
2007	3677（45.36%）	3896（48.06%）	533（6.58%）	847（32.17%）	1612（61.22%）	174（6.61%）	23.04	41.38	32.65
2008	4200（44.56%）	4653（49.36%）	573（6.08%）	794（32.96%）	1472（61.10%）	143（5.94%）	18.90	31.64	24.96
2009	3345（40.17%）	4447（53.40%）	535（6.42%）	966（33.65%）	1659（57.78%）	246（8.57%）	28.88	37.31	45.98
2010	4016（42.47%）	4807（50.83%）	634（6070%）	1234（35.09%）	1992（56.64%）	291（8.27%）	30.73	41.44	45.90
2011	4936（41.07%）	6368（52.99%）	714（5.94%）	2074（33.09%）	3709（59.18%）	484（7.72%）	42.02	58.24	67.79
2012	7705（43.78%）	9047（51.40%）	849（4.82%）	2120（31.92%）	3901（58.74%）	620（9.34%）	27.51	43.12	73.03
2013	10650（47.70%）	10726（48.04%）	952（4.26%）	2222（31.92%）	4262（61.23%）	477（6.85%）	20.86	39.74	50.11

表 3　中药实用新型申请和授权情况

Table3　Application and authorization on utility model patent of CMM

年份	申请量			授权量			授权率 %		
	包装	保健	装置	包装	保健	装置	包装	保健	装置
2004	25（6.30%）	115（28.97%）	257（64.74%）	9（2.36%）	131（34.38%）	241（62.25%）	36.00	113.91	93.77
2005	24（5.67%）	93（21.99%）	306（72.34%）	23（6.27%）	117（31.88%）	227（61.85%）	95.83	125.81	74.18
2006	27（5.76%）	122（26.01%）	320（68.23%）	13（3.26%）	97（24.31%）	289（72.43%）	48.15	79.51	90.31
2007	20（3.79%）	157（29.73%）	351（66.48%）	33（5.63%）	155（26.45%）	398（67.92%）	165.00	98.73	113.39
2008	41（6.72%）	163（26.72%）	406（66.56%）	33（5.19%）	237（37.26%）	366（57.55%）	80.49	145.40	90.15
2009	39（4.49%）	211（24.28%）	619（71.23%）	35（5.69%）	195（31.71%）	385（62.60%）	89.74	92.42	62.20
2010	71（6.79%）	263（25.14%）	712（68.07%）	45（4.41%）	317（31.05%）	659（64.54%）	63.38	120.53	92.56
2011	95（6.28%）	300（19.84%）	1117（73.88%）	77（6.36%）	330（27.27%）	803（66.36%）	81.05	110.00	71.89
2012	100（5.07%）	340（17.22%）	1534（77.71%）	104（5.91%）	346（19.66%）	1310(74.43%）	104.00	101.76	85.40
2013	84（4.50%）	246（13.18%）	1536（82.32%）	120（5.37%）	383（17.13%）	1733(77.50%）	142.86	155.69	112.83

表 4　中药外观设计申请和授权情况

Table4　Application and authorization on appearance design patent of CMM

年份	申请量			授权量			授权率 %		
	产品	包装	装置	产品	包装	装置	产品	包装	装置
2004	0（0.00）	7（50.00%）	7（50.00%）	0（0.00）	6（50.00%）	6（50.00%）	无	85.71	85.71
2005	0（0.00）	7（58.33%）	5（41.67%）	0（0.00）	7（63.64%）	4（36.36%）	无	100.00	80.00
2006	1（5.88%）	8（47.06%）	8（47.06%）	0（0.00）	5（62.50%）	3（37.50%）	0.00	62.50	37.50
2007	3（13.64%）	12（54.55%）	7（31.82%）	1（5.56%）	8（44.44%）	9（50.00%）	33.33	66.67	128.57
2008	0（0.00）	8（57.14%）	6（42.86%）	2（11.76%）	10（58.82%）	5（29.41%）	无	125.00	83.33
2009	0（0.00）	16（53.33%）	14（46.67%）	2（10.53%）	10（52.63%）	7（36.84%）	无	62.50	50.00
2010	10（6.67%）	114（76.00%）	26（17.33%）	1（1.39%）	51（70.83%）	20（27.78%）	10.00	44.74	76.92
2011	1（1.01%）	31（31.31%）	67（67.68%）	12（7.89%）	87（57.24%）	53（34.87%）	1200.00	280.65	79.10
2012	5（2.86%）	71（40.57%）	99（56.57%）	4（4.08%）	43（43.88%）	51（52.04%）	80.00	60.56	51.52
2013	1（0.69%）	37（25.52%）	107（73.79%）	1（0.48%）	62（29.95%）	144（69.57%）	100.00	167.57	134.58

4. 对策和展望

2004 ~ 2013 年我国中药知识产权基本呈现出稳步增长趋势。其中，中药专利申请和授权呈现明显的逐年增长趋势，特别是 2009 年 以来中药专利保护得到显著提升；中药著作权和商标权同样随着时间变化而增长。但是，中药地理标志产品数则呈现出较平稳的态势，没有明显提升；中药保护品种数和省级非物质文化遗产数则表现出起伏变化趋势。

中药知识产权得到政府部门的高度重视，中药知识产权保护体系基本形成，但是目前缺乏一套具有针对性的中药知识产权法律法规体系。一方面，政府应当对现行的中药知识产权相关法律法规和条例进行修订和完善，构建专用于传统医药技术和知识的知识产权保护体系，以适应现代市场经济的发展趋势。另一方面，中药质量标准应得到改进，使之适应专利法律保护的要求，比如现有的中药品种与加工工艺同时注册专利的方法，或者中药品种与成分认定同时注册的方法等。同时，在中药商标权、中药地理标志、中药保护品种等方面，相关部门需进一步细化或提高部分审查细则，并加强申报教育和推广，以限制低质量、低效率的盲目申请，进一步促进中药知识产权保护。

中药企业应将中药知识产权与企业的研究开发、生产经营等方面相结合，制定整体的知识产权战略管理计划，促进中药知识产权向产业转化。同时，中药企业要充分了解不同形式的知识产权法律法规，充分发挥各种法律法规的作用，从专利权、著作权、商标权等不同角度对中药知识产权进行保护，促进中药产业的健康发展。除专利权外，中药企业也要认识到商标权和非物质文化遗产对中药知识产权保护的重要性，着力打造驰名品牌不仅有利于企业的短期效益，更有助于长远发展。

研究人员在进行中药专利研究和申请时，发明专利方面可以考虑申请中药产品和方法发明专利；实用新型方面可以优先考虑对中药装置进行申请；外观设计方面，中药包装和中药装置更易于申请。此外，中药保健用品也是一个研究热点。随着人们保健意识的增强，保健品的需求量会出现大幅度的增加，有着较好的发展前景，而且通过对专利数据的研究，也发现在非医疗用途的中药应用中，中药保健品的比例最大，同时也容易被授予专利权。

参考文献（略）

《基于加权求和法的我国中药知识产权现状分析》一文原载《中草药》2015 年 46 卷（9）。

三　居民健康信息行为评价指标体系的构建

居民健康信息行为评价指标体系的构建

罗爱静，孙伟伟，刘光辉

随着互联网技术的飞速发展，我们面对的信息与日增多，如何在信息的海洋中搜寻有效的信息并加以利用，掌握信息获取、利用相关的技能对每个人来说都非常重要。健康是人类生存的基础，随着社会的进步和经济的发展，人们对健康越来越重视，对健康信息需求量与日俱增，而居民的身体健康状况与健康信息行为息息相关。卫生部在“2012 中国卫生论坛”上发布了《“健康中国 2020”战略研究报告》，报告中明确提出要“以实现社会经济与人民健康协调发展为目标”，“健康中国”的提出表明政府部门更加重视公民身心健康，进一步提升公民健康信息行为也将势在必行。

信息素养是人们有效寻找、评价、利用信息，更好地进行知识创新的能力。根据美国医学研究所和美国健康与人类服务部门有关的报告，认为健康素养是个人能获取、处理和理解基本健康信息的服务，并利用这些信息和服务做决策的能力。健康信息行为是指人们拥有健康信息意识，根据健康信息需求进一步查找、获取健康信息，进而对健康信息评价和应用的一系列信息行为。信息素养和健康素养是健康信息行为的基础，在政府制定相关决策的过程中，健康信息行为评价指标体系是进行健康信息行为测评和健康教育的依据。只有通过构建出一套科学合理的健康信息行为评价指标体系，相关部门才能更准确、真实地了解当前城市居民健康信息行为水平，发现其影响因素，进而针对性地提出对策，从而更好地指导我国开展普及化的健康信息素养教育，满足城市居民健康信息的需求，进一步提升居民综合素质水平。

1. 健康信息行为国内外研究现状

1.1 国外研究

关于健康信息行为，国外已经有过大量相关研究，但是这些研究只是从健康信息需求、健康信息查寻获取或健康信息评价利用等单方面对用户的健康信息行为进行了探讨，并没有提出明确的综合评价指标体系。

1998 年，美国学校图书馆协会（American Association of School Library，AASL）和美国教育传播与技术协会（Association for Educational Communica- tion and Technology，AECT）发布了“学生学习的信息素养标准”，共有三大类九项标准，描述了学生学习过程中与信息有关的一系列能力。2000 年，美国大学与研究图书馆协会（Association of College and Research Libaries，ACRL）制定了《高等教育信息素养评价标准》，是目前在世界范围内广泛使用的信息素养标准范例。视读类健康素养测试、理解类健康素养测试、理解运用类健康素养测试和健康素养快速甄别测试是国外常见的健康素养评价体系，这些指标大多与临床医学联系密切，但是缺乏社会和人文因素的影响。

近三十几年，国外图书馆情报界的一个研究热点就是用户的信息需求与信息行为。在健康信息需求方面，JEFFREY T HUBER 和 JILL D DIETRICH 等开展了针对美国德克萨斯州家庭的联合计划（F2F，即 Family to Family），这项计划是通过将家中有患有慢性疾病儿童的家庭联合起来，让他们交流各自的健康信息需求。ALPI 等提出：各种不同类型的图书馆都有责任去鉴别和满足用户那些多种多样的健康信息需求，但是健康信息获取仍是个很大的困难。信息获取是信息行为研究中很重要的一个研究点，人们在做选择和判断之前都要进行信息查询。而研究者更关心的则是对于某个任务来说获取的信息量得多少以及最终的获取结果。LORENCE、DANIEL 和 HEEYOUNG PABK 的研究指出：教育背景、性别的差异对用户的健康信息查询获取行为会产生影响。健康信息的网络搜索方面，英国进行了一项大学部门开放卫生资源分享项目，提出了如何免费共享和获取网络健康资源。在健康信息评价和利用方面，JADAD A R 和 GAGLIARDIA 对网络健康信息进行了评价研究，探讨了评价工具和评价标准的建立，以及评价工具的选择，数据抽取、数据合成等。GARNER 等构建了患者信息资料（病历）的评价框架，它从患者角度来反映患者的中心角色，使用的评价方法是基于简单的语言规则的方法。

关于健康信息素养评价，KELLER 等提出，综合医学素养的文献研究发现：健康素养的提高有利于患者掌握病情，尤其是配合药物治疗。SCHARDT 等做了关于满足询证实践的健康信息素养研究，他们通过图书馆员向卫生机构的管理者和健康信息提供者讲授相关的课程，考察他们对公共健康信息需求的态度和对健康信息的评价和利用，结果显示：通过培训有利于间接促进医院卫生保健提供者和患者健康信息素养的提高。KRISTINA 等对芬兰 65 ~ 79 岁的老年人健康信息素养进行了研究，研究并未使用任何评价指标，只是采用 8 个开放性问题进行提问，发现教育水平、对健康信息的兴趣、健康信息查询能力和自身的健康状况是影响健康信息素养的重要因素。

1.2 国内研究

国内近几年已出现一些关于健康素养和信息素养的评价指标，多数研究集中在用户信息行为方面，对象多为学生和教师群体，但关于健康信息素养或健康信息行为方面的指标体系尚未建立。

在信息素养评价指标方面，大多数构建的指标体系是评价高校学生或教师的，针对居民的很少见。邱璇等建立了高校学生信息素养评价指标体系，将学生自身的需求考虑在内，包括了信息需求、信息获取、信息评价、信息伦理和信息安全几个方面，并运用层次分析法分析了指标权重。杨晓光等综合了国内外信息素养的研究，提出了学生应该具备的 7 项信息素养核心能力。中小学教师的信息素养主要包括：信息意识、信息知识、信息道德、信息能力和信息评价，通过权重计算得出中小学教师信息素养水平处于中等级别。毕雪华等构建了医护人员信息行为模型，包括了信息的需求、查询、选择和利用。随着互联网的飞速发展，远程教育也日趋发展成熟，针对如何评价远程教育中学习者的信息素养，董黎明提出了相关的评价指标体系，包括四个维度：信息基础知识、信息处理能力、改进学习的能力和信息意识。马伟君通过建立“信息—知识—信念—行为”模型，对代谢综合征农民患者进行健康教育，通过健康教育发现患者的疾病认知及健康行为优于教育前，各项监测指标有所改善。

健康素养评价指标方面，有人从知识性、信念性、行为性和功能性四个方面建立了健康素养评价指标体系，并进一步利用这些指标构建了四个分指数：知识性健康素养、行为性健康素养、信念性健康素养和功能性健康素养分指数，通过综合性评价方法对公共健康素养水平进行了调查。

2. 城市居民健康信息行为评价指标体系的构建

2.1 指标维度的选取

评价指标的选取主要是通过文献分析法和专家咨询法确定的。根据搜集的大量关于健康素养和信息素养的评价指标，结合健康信息行为的概念和范畴，总结提炼出了初步的健康信息行为评价指标，模型中的准则层包括健康科学观、健康信息认知、健康信息获取、健康信息评价、健康信息应用、健康信息道德六个层面，根据准则层的每个层面所代表的意义和包含的范围，为模型的实施层分别建立了两到三个指标。经过专家审议和小组讨论以后，最终确定了健康信息行为评价指标模型架构，模型的建立流程如图 1 所示。

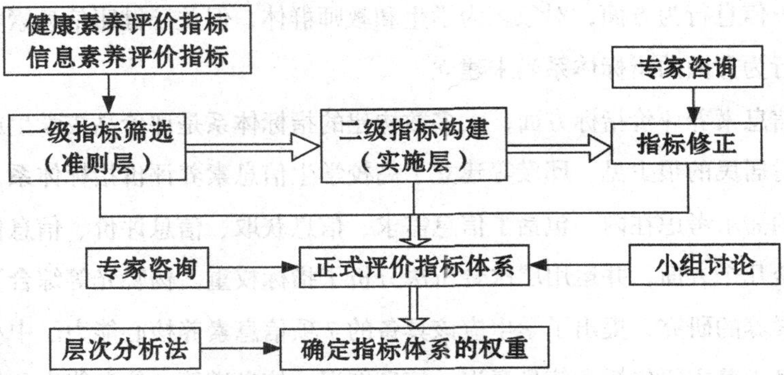

图 1 健康信息行为评价指标体系构建流程图

2.2 咨询专家的基本情况

根据本研究的目的，采用经验性选择的方法，最终选定 20 位专家进行咨询。专家从事的专业领域包括：社会医学与卫生事业管理、医学信息学、健康管理、疾病预防与控制以及医学统计学。专家分布情况：社会医学与卫生事业管理 8 人，医学信息学 5 人，健康管理 2 人，疾病预防与控制 2 人，统计学 3 人。

2.3 评价指标维度和条目的确定

通过专家咨询对初步建立的评价指标体系：同行评议，将所有专家的意见进行汇总，按专家提出的建议对指标体系进行修正后，再次通过专家咨询进行评估，统一专家意见以后在小组内进行讨论，最终确立了健康信息行为评价模型。从健康科学观、健康信息认知、健康信息获取、健康信息评价、健康信息应用和健康信息道德 6 个方面展开，对 6 个方面进行延伸，构建了 14 个二级指标，形成了最终的评价指标体系模型架构，如表 1 所示。

表 1 居民健康信息行为评价指标体系模型架构

准则层	实施层
居民健康信息行为评价指标体系	
健康科学观 A1	健康常识 B1
	健康习惯 B2
健康信息认知 A2	健康信息认识 B3
	健康信息表达 B4
健康信息获取 A3	健康信息源选择 B5
	信息技术能力 B6
	信息组织能力 B7
健康信息评价 A4	健康信息理解 B8
	健康信息价值意识 B9
	健康信息质量评价 B10
健康信息应用 A5	健康信息传播 B11
	健康决策制定 B12
健康信息道德 A6	信息道德意识 B13
	信息道德行为 B14

2.4 评价指标的信度和效度检验

2.4.1 信度检验

对指标的信度检验采用的检验方法为重测信度，计算相关系数。一般来说，相关系数要在 0.7 以上，0.6 ~ 0.7 之间也是可以接受的。将评价指标赋予一定的值，专家对评价指标的可靠性进行评测，利用前后两次的测量的结果计算相关系数，前后两次测量时间间隔为两周。相关系数的计算公式为：

$$r=\frac{\sum(\mathrm{X}-\overline{\mathrm{X}})\sum(\mathrm{Y}-\overline{\mathrm{Y}})}{\sqrt{\sum(\mathrm{X}-\overline{\mathrm{X}})^2}\sqrt{\sum(\mathrm{Y}-\overline{\mathrm{Y}})^2}}=\frac{\mathrm{I}_{xy}}{\sqrt{\mathrm{I}_{xx}\mathrm{I}_{yy}}}$$

γ 代表相关系数，X 和 Y 分别代表第一次测量的结果和第二次测量的结果。各级指标的信度值见表 2 所示：

表 2 居民健康信息行为评价指标体系模型架构

准则层	相关系数	实施层	相关系数
居民健康信息行为评价指标体系			
健康科学观 A1	0.723	健康常识 B1	0.801
		健康习惯 B2	0.825
健康信息认知 A2	0.651	健康信息认识 B3	0.622
		健康信息表达 B4	0.607
健康信息获取 A3	0.797	健康信息源选择 B5	0.723
		信息技术能力 B6	0.715
		信息组织能力 B7	0.809
健康信息评价 A4	0.826	健康信息理解 B8	0.820
		健康信息价值意识 B9	0.857
		健康信息质量评价 B10	0.800
健康信息应用 A5	0.733	健康信息传播 B11	0.674
		健康决策制定 B12	0.753
健康信息道德 A6	0.610	信息道德意识 B13	0.620
		信息道德行为 B14	0.613

从表 2 中可以看出，目标层和实施层的各级指标的重测信度值均大于 0.6。因此，各个指标的信度较好，指标具有稳定性。

2.4.2 效度检验

利用专家法对指标的效度进行检验，邀请有关专家将居民健康信息行为评价指标体系与要测量的内容范围进行分析，作出判断，看指标体系是否较好地代表了要评价的内容。通过专家咨询，对评价指标的设置进行主观评分。通过两轮的专家咨询，综合比较专家对居民健康信息行为评价指标体系的主观打分，认为图 2 中的居民健康信息行为评价指标体系具有较好的效度。

3. 定量评价结果分析

3.1 层析分析法的实现

首先对准则层的六个指标进行两两比较，建立重要性判断矩阵；然后对实施层的因素进行两两比较，建立相对重要性判断矩阵。将建立好的指标体系量化表发放给已选定的 20 位专家，由专家依据指标间的重要性对指标进行判断，采用 1 ~ 9 的标度进行打分；最终汇总所有专家的评价结果，利用层次分析法计算出各指标的权重。

通过计算一致性指标 CI 和平均一致性指标 RI 的比值 CR 来检验判断矩阵的一致性。通常，$CR < 0.1$ 时判断矩阵的一致性是可以接受的，我们对回收的 20 位专家的判断矩阵量表进行一致性检验，共剔除不符合一致性检验的 1 份问卷。对于有效矩阵进行层次总排序，将单准则下的权重按自上而下的顺序进行合成，最后得到居民健康信息行为评价指标体系的权重量化表。见表 3。

表 3 居民健康信息行为评价指标量化表（权重）

	A1	A2	A3	A4	A5	A6	W
	0.1201	0.1574	0.1944	0.208	0.1619	0.1582	
B1	0.5						0.0601
B2	0.5						0.0601
B3		0.25					0.0393
B4		0.75					0.1180
B5			0.3196				0.0621
B6			0.5584				0.1086
7			0.122				0.0237
8				0.2493			0.0519
9				0.1571			0.0327
10				0.5936			0.1235
11					0.6667		0.0540
12					0.3333		0.1079
13						0.491	0.0776
14						0.509	0.0805

3.2 评价指标体系的定量结果分析

3.2.1 准则层分析

从图 1 中可以得出：在健康信息行为评价指标中，专家一致认为健康信息获取（0.1944）、健康信息评价（0.208）和健康信息应用（0.1619）非常重要，对这三个方面赋予了较高的权重，而健康科学观则被赋予相对较低的权重。

对健康信息行为的评估主要侧重于行为方面，如今我们正处于信息爆炸的时代，从浩瀚的信息海洋中查询所需要的信息，尤其是筛选出有效的健康信息的能力对居民来说是至关重要的；当获取了健康信息以后还要具备甄别信息质量的能力，所以对健康信息的评价也是非常重要的；在健康信息行为中，最终的目的就是要对选取的有价值的信息进行应用，帮助自己或他人做出健康决策，并对健康信息进行传播。另一方面，各位专家都意识到知识产权的重要性，比较重视健康信息道德，信息安全和信息隐私意识较强。因此，健康信息的获取能力、评价能力和应用能力应该成为衡量居民健康信息行为水平的重要方面。

3.2.2 措施层分析

措施层是上一层指标的延伸和细化。从权重量化表的结果来看，专家认为健康信息的表达（0.75）、信息技术能力（0.5584）、健康信息质量评价（0.5936）和健康决策的制定信息传播（0.6667）相对于其他指标来说更为重要。

能将所需要的信息清晰地表达出来是获取健康信息的基础。当今社会，互联网技术在飞速发展，掌握并熟练使用信息获取技术对居民来说越来越重要，能够利用一定的知识背景或信息工具对获取的健康信息质量进行判断，甄别信息的有效性是进一步利用健康信息的前提，而在健康信息的利用方面，最重要的就是能根据自身的健康状况，利用获取的健康信息做出相关决策，利用信息真正地指导自己的寻医行为。

而专家对健康信息的组织、健康信息的理解和健康信息价值意识赋予了较低的权重。这说明：对居民来说，掌握一定的信息组织方法并不是必要的，对健康信息进行整理、组织、归类是比较专业的行为，信息组织能力是不适合评估居民健康信息行为能力的。对健康信息行为的评价主要侧重于行为，而对健康信息的理解和健康信息价值意识更偏重于意识层面，在健康信息行为评估中相对来说不是特别重要。

健康科学观中的健康常识（0.5）和健康习惯（0.5）对居民来说还是比较重要的，所以专家赋予了相对较高的权重。因为健康常识和健康习惯是健康素养的重要体现，健康素养是健康信息素养或健康信息行为的基础，衡量居民是否具备相应的健康素养能力，也是评估他们健康信息行为水平的一个重要体现。

4. 讨论

对健康信息行为的研究在国内外都是一个新的研究热点，综合国内外相关文献资料发现，很多针对健康信息素养或健康信息行为的研究都是从如何提高健康信息素养水平和健康信息素养的影响因素方面入手，而关于健康信息素养方面的综合评价指标模型到目前为止还未见。健康信息行为评价指标体系的构建为健康信息行为评估和制定健康教育政策提供了参考依据。根据该评价指标模型，进一步可以编制《居民健康信息行为调查问卷》，利用问卷调查，找出影响居民健康信息行为的因素,从而更准确地把握当前居民健康信息素养水平，为进一步制定相关的评价标准和健康信息素养促进措施提供参考。

本研究提出的居民健康信息行为评价指标体系，综合了健康素养和信息素养评价指标的各个方面，比较全面地反映了居民健康信息行为的评价范围。通过利用德尔菲法和层析分析法对指标进行修正并确定各个指标的权重，实现了对各级指标的分级量化，从而成功地构建居民健康信息行为评价指标体系，这将为评价居民健康信息行为水平提供重要的借鉴意义和参考价值。

参考文献（略）

《居民健康信息行为评价指标体系的构建》一文原载《中国现代医学杂志》2014 年 24 卷（22）。

四　k-means 动态样品聚类分析法及应用

基于信息分析的我国中药专利保护对策研究

罗爱静，张艳艳，谢文照，胡德华，尹瑾

中药是我国优秀传统文化的重要组成部分，是我国的“瑰宝”。与化学药物和生物技术药物相比，具有风险小、周期短、成本低的显著优势。中药产业是我国的优势传统产业，为我国的经济发展做出了杰出贡献。随着中药产业国际化的不断发展，专利保护扮演着举足轻重的角色。因此，对我国中药专利的信息进行采集与分析，并在此基础上提出我国中药专利保护的相应对策显得十分必要。

1. 我国中药专利信息的采集与分析

1.1 中药专利按申请年份的分析

笔者选择中国专利检索数据库，以申请日和分类号为检索入口，采用A61K35或A61K33的方式进行检索。其中A61K35/00为涉及动物和植物作为原材料或组分的药品，A61K33/00为涉及矿物作为原材料或组分的药品。对检索到的数据进行合并，作为样本分析。

如表1所示，我国中药专利申请的形式以发明专利居多，实用新型次之，外观设计最少。随着我国加入WTO和知识产权意识的增强，中药专利申请中发明仍为主体。现代中药和天然药物的发展也会促进实用新型和外观设计专利的增多。

表1 1987 ~ 2006年我国中药专利申请量统计（单位：件）

年度	发明	实用新型	外观设计	合计
1987	128	173	11	312
1988	162	196	8	366
1989	193	217	19	429
1990	323	196	11	530
1991	378	363	30	771
1992	863	513	46	1455
1993	2196	483	28	2707
1994	1813	763	50	2626
1995	1768	542	59	2369
1996	1752	567	80	2399
1997	2001	517	109	2627
1998	1817	515	131	2463
1999	1961	129	26	2116
2000	2280	165	122	2567
2001	3021	22	0	3043
2002	2301	23	0	2324
2003	4309	32	0	4341
2004	4230	33	0	4263
2005	3794	12	0	3806
2006	2673	12	0	2685
合计	37955	5473	730	44191

中药发明专利包括：中药产品、中药方法和中药用途专利。具体统计结果如表2。

表 2 1987 ~ 2006 年我国申请中药发明专利的类型统计（单位：件）

年度	产品发明	方法发明	用途发明	合计
1987	109	19	0	128
1989	160	33	0	193
1991	371	7	0	378
1993	2074	122	10	2196
1995	1611	144	13	1768
1996	1554	178	20	1752
1997	1775	184	42	2001
1998	1697	112	8	1817
1999	1685	272	3	1916
2000	1947	289	44	2280
2001	2605	360	56	3021
2002	1693	477	131	2301
2003	3662	484	163	4309
2004	3808	349	73	4230
2005	3259	448	79	3786
2006	2249	364	60	2673

从表 2 可以清晰看出，中药发明专利的三种类型中，以产品发明为主体，占 90%左右，其次是方法发明，而且其中 93.8%为药物的常规生产方法，用途发明最少。值得注意的是，随着新型疾病没有西药治疗或者西药药价高昂，人们开始从传统中药中寻找、开发新的药来治疗新的疾病，或者替代副作用大、药价高的西药，中药新用途专利将会不断涌现。

以下进一步对中药产品发明专利加以分析。中药产品发明专利主要包括复方、有效部位和有效单体，三者所代表的中药技术水平依次增强。对三种类型的中药产品发明专利进行分析，以了解我国中药技术发展的情况。如表 3 所示。

表 3 1987 ~ 2006 年我国中药产品发明专利分析

年度	复方	有效部位	有效单位	合计
1987	39	4	0	43
1989	85	12	4	101
1991	126	3	1	130
1993	1109	80	8	1197
1995	545	3	0	548
1996	1307	151	4	1462
1997	1470	134	65	1669
1998	1234	45	0	1279
1999	1534	110	4	1684
2000	1795	111	0	1906

（续表）

年度	复方	有效部位	有效单位	合计
2001	1809	207	26	2042
2002	1086	249	28	1363
2003	2759	51	6	2816
2004	3357	93	7	3457
2005	2608	40	2	2650
2006	1834	6	2	1842

从表 3 可见，申请中药发明专利的主要技术类型是复方，占了 90%左右，有效部位次之，有效单体甚少。中药的发展亟须运用现代化学手段进行提取、分离，利用现代医学药理实验加以验证，从而增加有效成分或有效部位发明专利的绝对数量，以提高我国中药的技术水平。

1.2 中药发明专利按分类号的分析

笔者首先利用中国专利检索数据库的统计功能对我国国际专利分类（International Patent Classification，IPC）是世界各国专利机构都采用的专利分类方法。通过 IPC 号检索到的专利，能反应各个领域技术发展的状况。

动态样品聚类分析的原理：首先确定几个有代表性的样品（此处样品即中药涉及的国际专利分类小组号），称之为凝聚点，把它们作为各类的重心，然后将其他样品逐一归类。归类的同时按某种规则修改各类重心直至分类合理。笔者在此选用动态样品聚类分析最常用的 k–means 法，聚类分析的结果如表 4。

表 4 对我国申请中药发明领域的分析

最注重领域	A61K35/78
非常重视领域	A61K9/48,A61K9/20,A61K9/16
较重视领域	A61P35/00
一般重视领域	A61K9/14,A61P29/00,A61P9/10,A61P1/14, A61K9/06,A61K9/08,A61P1/16,A61K35/64, A61K35/84,A61K35/56,A61P19/08,B82B1/00, A61P43/00,A61K9/00,C12G3/04,A61P17/02, A61P15/00,A61P31/12,A23L2/38,A61P17/00, A61P3/10,A23L1/30,A61P11/00,A61P1/04, A61P3/06

说明：A61K35/78（A61K35100 的下位类）是植物药的国际分类号；A61K9/48、A61K9/20、A61K9/16 均为 A61K9/00 的下位类，其中 A61K9/48 代表胶囊制剂，A61K9/20 代表丸剂、锭剂或片剂，A61K9/16 代表块状、粒状、微珠状制剂；A61P35/00 代表抗肿瘤药的发明。

从表 4 可见，我国的中药专利以植物作为原材料或组分的药品为主，而以动物和矿物作为原材料或组分的药品较少。我国中药专利的申请集中在剂型的转化上，以胶囊制剂、丸剂、锭剂、片剂、块状、粒状、微珠状制剂居多，说明我国中药申请的专利技术含量低。此外，我们还发现我国的中药专利申请以涉及治疗肿瘤疾病的最多，这些中药充分证明了毒副作用较小的中药在防癌、治癌方面的疗效。

1.3 中药发明专利按涉及的主要领域分析

中药发明专利涉及的领域十分广泛，笔者通过对检索到的中药发明专利按照涉及的主要领域进行统计分析，了解我国中药技术分布的现状，为我国中药企业的产品生产提供参考。

表 5　1987 ~ 2006 年中药发明专利涉及的主要领域统计（单位：件）

年度	保健品	中药化妆品	中医治疗器械	中药制剂器械	其他	合计
1987	15	8	24	1	18	66
1989	13	11	13	5	17	59
1991	101	4	55	1	60	221
1993	660	41	85	2	79	867
1995	330	19	25	1	73	448
1996	591	22	40	1		654
1997	592	29	50	1		672
1998	887	33	47	15		982
1999	590	20	8	2	24	644
2000	606	40	15	1	23	685
2001	529	48	26	4	13	620
2002	549	53	20	3	18	643
2003	1216	57	31	17	117	1438
2004	1081	49	21	9	57	1217
2005	912	31	19	3	38	1003
2006	723	37	17	4	29	810

说明：1996 ~ 1998 年其他领域的数据缺失。

从表 5 可见，我国中药发明涉及保健品、中药化妆品、中医治疗器械、中药制剂器械以及食品、饲料、农药等许多领域。中药发明专利涉及的主要领域是中药保健品。

1.4 中药发明专利按权利归属的分析

我国《专利法》把发明创造的权利归属分为职务发明创造和非职务发明创造两类。中药非职务发明主要涉及各种常见疾病和疑难杂症，这类专利通常只在说明书中提供了一些初步的临床疗效观察资料，没有进行药理药效实验和临床验证实验，实现专利产业化难度很大。大多数中药职务发明具备详尽的药理药效实验资料，有的已经处于新药的研发阶段，或已经完成研发，提出了新药注册申请，这类专利更容易实现产业化。基于此，笔者通过对检索到的中药发明专利按照发明专利权利归属进行分类统计，以反映我国中药发明专利的产业化水平。

从表 6 可见，国内的中药发明主要集中在非职务发明，1987 ~ 2006 年我国中药发明专利共有 34694 件，其中非职务发明有 24092 件，占 69.4%，职务发明 9866 件，占 28.4%，职务发明数量较少，其余为国外在我国申请的发明专利。

表 6 1987 ~ 2006 年我国中药发明专利的权利归属状况（单位：件）

年度	合计	非职务发明	职务发明					
			小计	大专院校	科研单位	工厂企业	机关团体	医院
1987	128	74	54	9	20	16	2	7
1989	193	118	75	12	29	19	2	13
1991	278	267	111	12	29	47	5	18
1993	2196	1539	603	67	130	316	2	88
1995	1768	854	167	16	38	89	7	17
1996	1752	1407	345	72	26	32	126	14
1997	2001	1611	390	71	20	37	136	15
1998	1817	1500	282	76	32	31	130	13
1999	1961	1483	478	37	60	161	32	16
2000	2280	1844	436	31	55	233	28	16
2001	3021	2214	807	97	162	437	41	10
2002	2301	1591	710	83	136	353	37	26
2003	4309	2713	1596	168	170	1138	26	67
2004	4230	2580	1650	231	154	1119	17	49
2005	3786	2386	1400	160	106	1086	14	34
2006	2673	1911	762	133	56	527	12	35

大专院校、科研单位、工厂企业、机关团体、医院的发明专利所占职务发明的比例如图 1。

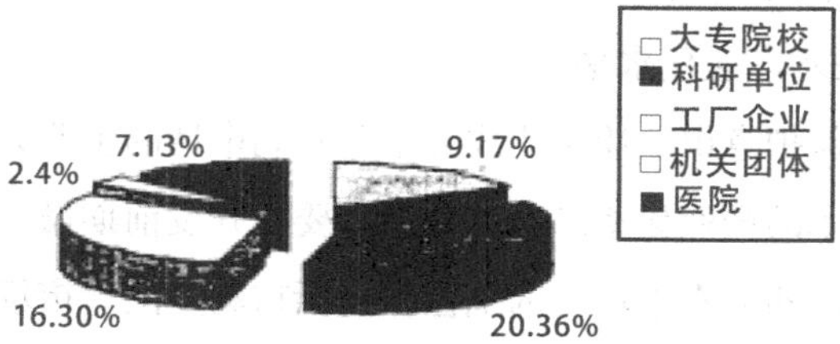

图 1　1987～2006 年国内重要职务发明专利的分布（据表 1～表 6 绘制）

从图 1 可以看出，与非职务发明申请相比，我国的科研单位、工厂企业、大专院校以及医院在我国中药知识产权保护方面的工作任重而道远。大专院校重论文轻专利保护的局面依然存在。为了扭转这一局面，亟需政府对我国的科技奖励制度进行改革。国内企业拥有中药专利数量非常少，这和企业不注重研发有很大的关系。一般来说，专利的数量和质量代表一个企业的技术竞争力，进而决定了企业的市场竞争力和可持续发展前景。上述的统计粗略表明我国在中药技术上的劣势，我国中药企业要加大中药技术的研发，尤其是现代中药和天然药物的研发。

2. 我国中药专利保护的对策

2.1 完善中药专利体质

为了保持我国中药的优势地位，不断提高中药技术和产品在中国和国际市场的竞争力，有必要开展对中药领域专利体制研究。在修订和完善知识产权法律时，既要符合国际知识产权保护规则，适时完善我国的法律体系，遵守我国已经加入的国际条约，也要充分考虑我国的国情，从而真正保护国家的利益，保护权利人的利益，推动我国经济、科技和社会的不断发展。

2.2 开发中药领域的核心技术

我们要加强重要科学研究，在继承传统、保护特色的基础上充分运用、吸收现代科学技术，不断提高中药行业的创新能力，提高中药专利申请的科技含量。例如加强对中药有效部位、有效单体的研究和开发；对中药的药理研究及临床功效进行深入的量化研究；对传统名优中成药品种进行二次开发，生产出科技含量高的优质中成药产品。

2.3 提高专利技术产业化水平

增强企业专利保护意识，让企业成为中药专利申请的主要力量，形成产业的主体，以提高技术的产业化率。为此企业需要在开发前期做好周密的情报工作，如：了解待开发药品在市场中的地位，包括市场空间、市场定位、产品寿命等;另一个需要了解的是，在同类药品的技术中他人所拥有的专利权的状况，别人做到了什么水平，我可以做的是改进专利还是基础性的专利等等。

2.4 健全科技成果的评价体系

通过完善管理机制调动发明人的积极性，引导科技工作者把取得专利作为科研开发立项的目标之一；制订激励政策，积极鼓励发明创造，把取得专利作为业绩考核指标之一；设立专利奖，将专利奖励与科技奖励同等对待。

2.5 尽快出台《中药专利法》

鉴于中国专利局有特殊审查的规定（对计算机和化学领域的发明），建议相关部门尽快制定《中药专利法》，从根本上保护中药知识，使其得以在适宜的规范下发展、传播。在制定《中药专利法》的过程中，立法者首先应吸纳中药领域的专家意见，这样立法才有专业性。其次在立法的过程中也要注意利益均衡的问题，处理好权利人与公众健康信息的关系。最后，应该做好现有专利法与未来中药专利立法的衔接。现有法律中符合中药知识的部分可继续使用，这样可以降低立法的成本。中药专利法要重点保护中医药独特的理论系统、诊疗技术、名老中医临床经验、中药资源、中药炮制技术、中医药配伍技术等。鉴于植物新品种和基因专利的重要性。《中药专利法》应该对这两方面加以侧重。在国内取得一定的经验之后，再争取和推动国际舞台上对于《中药专利法》的建设。

2.6 开展中药标准化的研究

中药标准化和中药专利保护作为中药现代化的核心内容，分别是很多具体工作的技术参照和法律保障，两者有相辅相成的作用，因此把两者结合起来研究是十分有必要的。中药成分复杂，各味药或一味药的不同成分之间都可能有相互配伍效应，评价方式自然不能完全等同于化学药品，既要重视定性定量指标，又要注重与药理临床结合的综合评价指标。可是目前，在对包含中药在内的植物药进行专利审批时，大多数西方国家还是习惯沿用对化学药物的思维方式，喜欢将植物中的成分一一提取出来，定性定量确定保护内容的程度，并不理解中药治病的整体性体征。这些复杂的科学要求都必须通过制定适宜的相关标准来明细。

参考文献（略）

《基于信息分析的我国中药专利保护对策研究》一文原载《高校图书馆工作》2009 年 2 期。

五　区域卫生信息化建设探讨

区域卫生信息化建设探讨

罗爱静，平静波

区域卫生信息化，就是利用现代信息网络和通信技术，通过使一定区域内各种卫生相关信息系统的互联互通，实现卫生信息资源的交换、存储和共享，以建成能提高医疗卫生工作质量和效率、节省有限资源、更好地服务民众和政府的综合信息工程。

1. 区域卫生信息化及国内外发展现状

中共中央国务院《关于深化医药卫生体制改革的意见》中明确提出要强化区域卫生规划，充分利用和优化配置现有医疗卫生资源，鼓励共建共享，提高医疗卫生资源利用效率。

1.1 国内区域医疗共享建设状况

国内一些地区已经开始了有益的尝试，厦门市的区域协同医疗服务示范工程，以市民健康管理为主线，以建立居民电子健康档案为核心，以计算机和网络管理为技术支撑，建立起了涵盖公共卫生信息系统、数字化医院、社区卫生服务信息系统、卫生决策信息系统等的区域医疗卫生综合性信息化服务平台。

该系统可为医生提供患者的既往就诊记录，为市民提供历史健康档案调阅、预约专家、短信提醒和自我保健管理等服务，同时也可为科研机构提供基础研究分析数据，为行政管理部门科学决策提供依据和协同服务。上海市长宁区通过建立“卫生数据中心——医疗信息管理与交互平台”，将区域内 16 家医疗卫生机构和 42 家社区卫生服务站点联网，从而使得区域医疗机构诊疗和健康档案信息实现共享，能够及时反映当前区域医疗机构的门、急诊及住院病人信息。在医生工作站可以按需调阅区域医疗机构病人就诊信息和健康档案信息，实现对区域居民健康档案建设情况统计与分析。并可实现对区域医疗机构财务监管等各种功能。

1.2 国外区域医疗共享建设状况

2004 年美国提出要在 2014 年建立国家卫生信息网的战略规划，其目的是建立跨区域和医疗系统的安全的卫生信息通用存取模式，以提高治疗的安全性和医疗系统的整体效率，并最终降低医疗费用。旨在通过卫生信息的数字共享改革现有的医疗服务和个人健康管理与支持模式，实现以患者为中心的医疗。美国国家卫生信息网通过与信息技术厂商的合作，在试点区域开发了全美卫生信息网络架构原型，同时在国家级层面建立了一系列的相关组织来协调、管理区域卫生信息化建设。

为搭建全国性的卫生信息网基础设施，英国政府在 2004 年与多家跨国卫生信息化公司达成了总金额逾 71 亿欧元的合约，病患可以通过该网络查阅自身的健康档案并预定医疗服务等；医务工作者可通过该网络提供包括电子处方、医学影像共享及远程医疗咨询等服务。由于项目的复杂程度和覆盖范围，在执行过程中，面临诸多挑战。目前，经过一系列的调整，国家卫生信息网已经取得了阶段性的成就，成为欧洲国家级卫生信息化建设的典型代表。

澳大利亚的区域卫生信息化建设也进行了大胆的尝试，由政府主导成立的 NEHTA（National E-Health Technology Architecture）制定了相关领域的政策和规范。南澳大利亚州政府通过在主要医院建立以患者为中心的企业级临床信息系统，改变了传统的医疗服务模式。目前新南威尔士州、昆士兰州等地的区域卫生信息化工作也正在进行中。

国外已建立国家卫生信息网络的规划并已有较成功的例子，但国内对区域医疗信息共享的探讨还处于初始阶段，没能真正地深入到诊疗过程，尚未达到有效整合现有医疗资源的效果。而通过建立区域性医疗信息共享平台，实现医疗信息共用共享，可充分利用各级医疗机构现有资源，方便患者就诊，节省医疗费用，缓解当前医疗领域供需矛盾。

2. 区域卫生信息化建设的主要内容及目标

卫生部制定的《全国卫生信息化发展规划纲要（2003 ~ 2010 年）》明确提出了区域卫生信息化的建设目标："围绕国家卫生信息化建设目标，开展以地（市）范围为单元的区域卫生信息化建设试点和研究工作，建立区域卫生信息化示范区。区域化卫生信息系统包括电子政务、医保互通、社区服务、网络转诊、居民健康档案、远程医疗、网络健康教育与咨询，实现预防保健、医疗服务和卫生管理一体化的信息化应用系统。"区域卫生信息化建设，要重点把握以下内容。

2.1 建立和完善医疗卫生机构信息体系

2.1.1 加强基层网络建设

基层医疗机构要按照卫生部《健康档案基本架构与数据集标准(试行)》《基于健康档案的区域卫生信息平台建设指南》等相关标准，为区域内每个居民建立统一的健康档案，记录居民从出生到死亡的生命全过程。并以居民健康档案为基础，以满足业务需求为目的，建立集基本医疗、基本保健和卫生管理为一体的信息系统。

2.1.2 建设卫生信息共享平台

建立统一的社区卫生信息系统、妇幼保健信息系统和慢性病管理等公共卫生信息系统。实现与现有公共卫生系统（中国疾病预防控制信息系统、慢病监测及死因报告系统、卫生监督系统、妇幼保健信息系统、出生证明系统）在市、县（市、区）级卫生信息平台的整合口。

2.1.3 建设应急指挥平台

加快卫生应急指挥与医疗救治信息系统建设。建立健全市级卫生应急指挥中心，建成音视频一体化信息平台，将疾病报告、医疗救治、卫生监督和各类卫生资源数据库有效整合连接并展现；医疗救治信息系统重点建设车载视频和救治现场移动视频语音传输，提高实时指挥能力。

2.2 建立服务平台

建立面向市民的卫生服务门户网站和短信服务平台。在保障安全的前提下，逐步实现卫生核心应用体系与对外服务贯穿，发布相关公告，采集公众意见及相关信息，提高信息透明度、与公众交流能力，使门户网站和短信平台真正成为政府、专业部门与群众沟通的信息桥梁；发布医药卫生服务信息，提供各类自助性服务，推行“就医一卡通”，实现远程会诊和双向转诊，使医疗卫生服务更加方便群众。

2.3 构建卫生信息数据中心和信息管理平台

通过对区域内各医疗卫生机构卫生业务和管理数据的采集、整合、利用，逐步实现区域内医疗卫生信息互联互通，卫生行政部门对各公立医院运行状况、医务人员诊疗行为、药品供应情况及不良反应实施监控，满足突发公共卫生事件应急调度指挥和社会保险等政策制定需要，实现群众就医预约制、“就医一卡通”、病历终身制，最终实现医改目标。

3. 区域卫生信息化建设应注意的事项

3.1 区域卫生信息化建设需要高位协调

区域医疗信息共享建设是一个涉及面广、技术复杂的庞大系统工程，要实现资源共享，必须要有一个跨地区的信息交流平台，参与单位要有一定的信息化基础，这些基础设施是信息共享的基础，同时要有一个能够掌控这个网络的管理者，它能够协调区域内所有的利益相关者。这些相关者包括居民、病人、提供医疗服务的机构等。没有这个组织的协调、管理，是不可能实现区域医疗信息网络的。很多决策者以为区域卫生信息化从实用出发、自底向上、急用先上、立竿见影是最有效的方法。这是很有风险的工作方式，究其原因，首先是对区域卫生信息化的复杂性认识不足，简单地认为这仅仅是将医院已收集信息的归集与共享项目；其次是因为各地区的资源有限，不仅仅是财力，特别是人力资源的水平与经验无法支持在短时间内完成有质量、可操作、自上而下的完整的战略规划与设计；第三是迫于社会激烈批评的“看病贵、看病难”问题的压力，地方政府和卫生行政主管急于解决问题而可能出现仓促上马的情况。在此过程中，政府应扮演宏观规划者及协调各方参与者的角色，不能因有需求就匆忙开始建设，而要对各种需求进行整体分析并组织专家论证，以免出现高投入低产出的现象，造成人力和物力的巨大浪费，政府是弥补市场失灵的重要制度设计，实现区域医疗共享离不开政府的参与。

3.2 区域卫生信息化建设应与卫生体系改革方向相适应

区域卫生信息化的建设依赖于业务需求的驱动，而业务需求又依赖于管理模型的清晰抽象，区域卫生信息平台持续发展依赖于明确、合理、有收益的商业模型。医疗卫生信息互联互通是区域卫生信息化的核心。域内管理机构制定一系列法律、规则、规章制度是信息共享的基础和重要的激励因素。例如，居民健康档案唯一性识别问题、电子病历的合法性问题、医疗机构与医生就业资格管理等问题。有些问题是国家级的,有些问题是地方级的。只有目的与要求，没有具体的实施流程、方法和措施，区域信息系统无所适从，国内外大量实践证明，即使按虚拟性业务需求开发出来，也会因为没有刺激这样的系统持续运转的激励因素，而趋于停用。区域信息化建设必须围绕人民的核心利益需求才有长远的生命力。

3.3 加强标准化建设

一套科学的标准体系的确立是信息共享的前提。虽然我国的卫生信息化标准建设已经取得一定成就，但先于标准开发的各类信息系统已成为独立的信息孤岛，即使是同一主管部门之下的各医院间甚至各个医院内部之间信息资源共享也殊非易事。现有的医院信息系统开发过程中除采用国际疾病分类编码、卫生信息交换标准（Health Level Seven, HL7）等少数国际标准、国家标准编码外，大多是各自为营。虽然现已有医院信息系统功能规范、社区卫生信息基本数据集、社区卫生信息系统功能规范、社区居民标准化健康档案、中国公共卫生信息分类与基本数据集、医院基本数据集、医院信息基本数据集标准等相关规范与标准，但现实中执行仍有待落实。值得注意的是，在实际应用中，对于国际标准也需要根据我国国情和实际需要进行本地化改造口。区域医疗信息共享必须系统未建，标准先行，以避免现有医院信息系统重复投资，信息孤岛现象的出现，这也是区域医疗信息共享平台成功的关键之一。

3.4 加大基层信息化建设力度

发展不平衡是中国医疗卫生信息化现状的一大特点。据对全国 50 家省级以上医院信息化现状调查，这些医院信息系统中已有电子化信息已经覆盖了电子健康档案需要医院提供的几乎全部数据。如果与区域卫生信息平台互联互通，需要的仅仅是接口与标准化的工作。对于一个区域，这种不平衡也是明显的。二级以下医院基本上不能提供病人临床诊疗信息，社区卫生服务和农村医疗信息化基本还是一片空白。但众多中小医院、社区和农村卫生院所采用电子医疗记录是建设居民电子健康档案的基础，这是一个巨大的挑战，任何一个区域卫生信息平台的建设项目都不可能置之不顾。因此，我国区域卫生信息化的规划与设计通常都必须包括基层医疗卫生信息化的建设计划。

4. 区域卫生信息化前景

区域医疗卫生信息化的事业才刚刚开始，目前尚在研究、探索和试验的阶段。作为发展基础的医院、社区卫生信息化的发展极不平衡，特别是临床信息系统的发展还很不完善；医疗信息化是非常复杂的系统，包括电子病历、检验系统、医学影像存档传输系统（Picture Archiving and Communication Systems，PACS）等诸多子系统；相关标准和法律法规建设的滞后，使得大规模开展区域医疗信息系统建设面临诸多挑战，但区域卫生信息化不仅是医疗卫生信息化建设发展的必然趋势，亦是社会发展的必然趋势。我国群众看病贵、看病难的巨大压力，医疗体制改革方案的确定与实施，社区医疗事业的发展，政府提出的人人享有医疗保健的宏伟目标的逐步实现，所有这些都会成为推动我国区域医疗卫生信息化飞速向前发展的原动力。构建区域卫生信息共享平台不仅是社会发展的必然趋势，也是医疗卫生改革向纵深发展的必然趋势。

参考文献（略）

《区域卫生信息化建设探讨》原载《医学与哲学》2011 年 32 卷（7B）。

附录二 相关规范与标准

一、信息技术规范与标准

计算机软件文档编制规范 GB/T 8567-2006

信息技术 软件工程术语 GB/T 11457-2006

软件工程 产品质量 第 1 部分：质量模型 GB/T 16260.1-2006

软件工程 产品质量 第 2 部分：外部度量 GB/T 16260.2-2006

软件工程 产品质量 第 3 部分：内部度量 GB/T 16260.3-2006

软件工程 产品质量 第 4 部分：使用质量的度量 GB/T 16260.4-2006

软件工程 软件生成周期过程 用于项目管理的指南 GB/Z 20156-2006

信息技术 软件维护 GB/T 20157-2006

信息技术 软件生成周期过程 配置管理 GB/T 20158-2006

二、行业规范与标准

全国组织机构代码编制规则 GB/T11714-1997

中华人民共和国行政区划代码 GB/T2260-2007

县以下行政区划代码编制规则 GB/T10114-2003

卫生机构（组织）分类与代码 WS218-2002

人的性别代码 GB/T2261.1-2003

婚姻状况代码 GB/T2261.2-2003

从业状况（个人身份）代码 GB/T2261.4-2003

中国各民族名称的罗马字母拼写法和代码 GB/T3304-1991

学历代码 / 文化程度代码 GB4658-2006

学位代码 GB/T6864-2003

专业技术职务代码 GB/T8561-2001

中医病症分类与代码 GB/T15657-1995

住院病案首页数据集 国家卫生和计划生育统计调查制度 2013

中医住院病案首页数据集 国家卫生和计划生育统计调查制度 2013

医疗卫生机构业务科室分类与代码 国家卫生和计划生育统计调查制度 2013

三、医疗行为监管有关政策文件

《中华人民共和国执业医师法》

《中华人民共和国护士管理办法》

《医疗机构管理条例》

《医疗事故处理条例》

《最高人民法院关于民事诉讼证据的若干规定》

《医疗机构从业人员行为规范》

《中共中央国务院关于深化医药卫生体制改革的意见》

《关于加快推进人口健康信息化建设的指导意见》国卫规划发〔2013〕32号

《卫生部国家中医药管理局关于加强卫生信息化建设的指导意见》卫办发〔2012〕38号

《卫生部办公厅关于印发2010年公立医院改革国家联系试点城市医院管理信息系统建设项目管理方案的通知》卫办综函〔2010〕1044号

《卫生部办公厅关于印发2010年公立医院改革国家联系试点城市医院管理信息系统建设项目技术方案的通知》卫办综函〔2011〕101号

《国务院办公厅关于城市公立医院综合改革试点的指导意见》国办发〔2015〕38号

《关于加强公立医疗卫生机构绩效评价的指导意见》国卫人发〔2015〕94号

《三级综合医院医疗质量管理与控制指标（2011年版）》卫办医政函〔2011〕54号

《三级综合医院评审标准（2011年版）》卫医管发〔2011〕33号

《三级综合医院评审标准实施细则（2011年版）》卫办医管发〔2011〕148号

《关于印发“三好一满意”活动2011年工作任务分解量化指标的通知》卫办医政发〔2011〕103号

《关于加强公立医疗机构廉洁风险防控的指导意见》卫办发〔2012〕61号

《医疗技术临床应用管理办法》卫医政发〔2009〕18号

《医疗机构病历管理规定（2013 年版）》国卫医发〔2013〕31 号

《病历书写基本规范》

《处方管理办法》卫生部令第 53 号

《医院处方点评管理规范》卫医管发〔2010〕28 号

《关于进一步加强抗菌药物临床应用管理工作的通知》国卫办医发〔2015〕42 号

《抗菌药物临床应用指导原则（2015 年版）》国卫办医发〔2015〕43 号

《药品不良反应报告和监测管理办法》卫生部令第 81 号

《国家基本药物目录》

《国家处方集》

《医疗机构临床用血管理办法》卫生部令第 85 号

《临床输血技术规范》卫医发〔2000〕184 号

《手术安全核查制度》卫办医政发〔2010〕41 号

《关于在医疗机构推行表格式护理文书的通知》卫办医政发〔2010〕125 号

《基础护理服务工作规范》

《常用临床护理技术服务规范》

《静脉治疗护理技术操作规范》

《医院感染管理办法》

《医院感染监测规范 WS/T 310.3–2009》

《消毒管理办法》

《医疗机构消毒技术规范》

《医院供应室清洗消毒规范》

《全国医疗服务价格项目规范》

参考文献

1. 罗爱静，刘杰荣 . 环节病历质量智能控制系统的研制与应用 [J]. 中国卫生信息管理杂志，2016，13（2）.

2. 罗爱静，孙伟伟，刘光辉 . 居民健康信息行为评价指标体系的构建 [J]. 中国现代医学杂志，2014，24（22）：103–107.

3. 罗爱静，罗京亚，谢文照，等 . 基于加权求和法的我国中药知识产权现状分析 [J]. 中草药，2015，46（9）：1405–1409.

4. 罗爱静，平静波 . 区域卫生信息化建设探讨 [J]. 医学与哲学，2011，32（7B）：48–50.

5. 罗爱静，张艳艳，谢文照，等 . 基于信息分析的我国中药专利保护对策研究 [J]. 高校图书馆工作，2009，（2）：30–32.

6. 梁逸增，俞汝勤，董有方，等 . 模式识别应用于临床化学——血吸虫病肝硬化与门脉性肝硬化的鉴别诊断研究 [J]. 计算机与应用化学，1992，9（1）：14–17.

7. 唐剑，陈武朝，王桂榕 . 疾病诊断相关分组（DRGs）研究及应用 [J]. 中国病案，2014，15（5）：36.

8. 刘伟 . 医疗数据库松弛响应关联维分析及差异查询 [J]. 科技通报，2014，30（6）：116.

9. 周翔，周二辉，何攀 . 医院智能感染控制系统的研制与应用 [J]. 实用医药杂志，2014，31（1）：82–83.

10. 黄文博，燕杨，李博 . 一种融合 PLSA 模型和树模型的文本病历语义分析新方法 [J]. 吉林大学学报（理学版），2013，51（4）：666.

11. 贾如冰，李甲辰，李成义，等 . 电子病历环节质量控制系统的功能设计与应用 [J]. 中国病案，2012，(12).

12. 胡成东，孙晓龙 . 医疗行为监管及其信息化研究 [J]. 中国卫生信息管理杂志，2012，9（4）：32–36.

13. 郑西川，胡燕峰，孙宇，等 . 智能语义电子病历实现研究 [J]. 医学信息学杂志，2012，33（7）：6.

14. 杨春治，刘荑 . 医疗行为的法律界定 [J]. 辽宁医学院学报（社会科学版），2012，10（2）：23–26.

15. 温有奎，焦玉英 . 基于语义三元组的电子病历潜在知识发现研究 [J]. 情报学报，2011，30（7）：675–681.

16. 黄丹俞，钱智勇，董建成 . 基于本体论的电子健康档案知识库构建初探 [J]. 中国数字医学，2011，6（4）：14.

17. 鄢广 . 行政法视野下的医疗行为性质审视 [J]. 中国卫生法制，2010，18（6）：24.

18. 孙淳，刘银坤 . 多因素癌症诊断分类模型的建立和应用 [J]. 生命的化学，2010，30（3）：368.

19. 于丹丹，赵作伟 . 临床路径对过度医疗行为的规范作用 [J]. 现代医院管理，2010，(6)：31.

20. 朱虹，刘扬 . 词汇语义知识库的研究现状与发展趋势 [J]. 情报学报，2008，27（6）：870–877.

21. 王福平，潘维良 . 医疗行为现状与监管对策探讨 [J]. 中国现代医院管理杂志，2007，5（10）：17.

22. 艾尔肯 . 论医疗行为的判断标准 [J]. 辽宁师范大学学报（社会科学版），2006，29（4）：21–24.

感谢以下单位或团体提供案例和支持

湖南省医学会医学信息学专业委员会

湖南省高等学校医学信息研究重点实验室

中南大学湘雅三医院

湖南省儿童医院

湖南省第二人民医院

长沙创智和宇信息技术有限公司